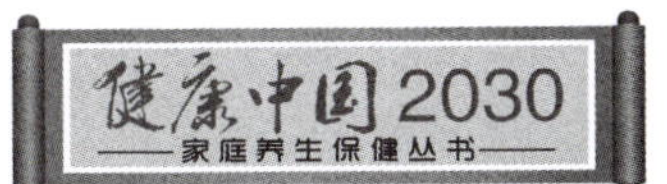

一学就会经络刮痧除病

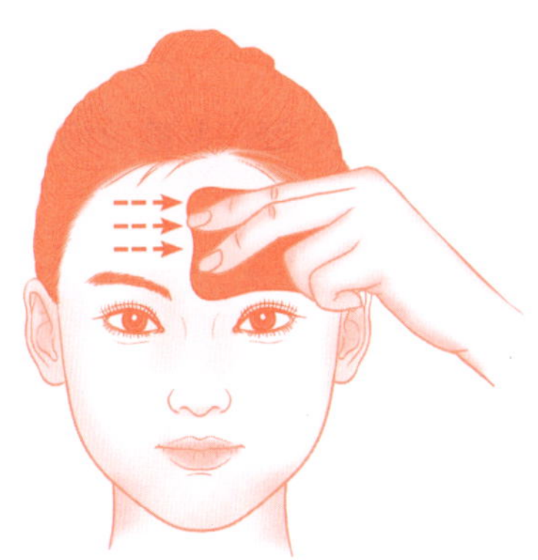

赵庆新 / 编著

中国人口出版社
China Population Publishing House
全国百佳出版单位

图书在版编目（CIP）数据

一学就会，经络刮痧除病全图解 / 赵庆新编著. --
北京：中国人口出版社，2018.6
（健康中国2030系列丛书）
ISBN 978-7-5101-5188-0

Ⅰ.①一… Ⅱ.①赵… Ⅲ.①刮搓疗法—图解 Ⅳ.
①R244.4-64

中国版本图书馆CIP数据核字(2017)第165854号

一学就会，经络刮痧除病全图解

赵庆新 编著

出版发行	中国人口出版社
印　　刷	天津文林印务有限公司
开　　本	710毫米×1000毫米　1/16
印　　张	10.5
字　　数	135千
版　　次	2018年6月第1版
印　　次	2018年6月第1次印刷
书　　号	ISBN 978-7-5101-5188-0
定　　价	32.80元

社　　长	邱 立
网　　址	www.rkcbs.net
电子信箱	rkcbs@126.com
总编室电话	（010）83519392
发行部电话	（010）83534662
传　　真	（010）83538190
地　　址	北京市西城区广安门南街80号中加大厦
邮　　编	100054

健康刮痧，益处多多

随着物质生活水平的提高，人们的保健观念也越来越强，不仅希望在得病时有高效的治疗方法，更需要在未得病时能有效地预防。刮痧疗法作为一种中医传统治疗方法，既能对身体起到预防保健作用，又能达到祛病治疗的功效，效果显著，操作简单，而备受大众青睐。

刮痧疗法历史悠久，渊远流长。

刮痧古称砭法，是中医治疗六大技法之首，中医治疗六法分别是砭、针、灸、药、按跷、导引，砭为第一法，可见其地位之重要，应用之广泛。

刮痧对皮肤看似简单的刮拭刺激，其实是利用中医中经络与穴位的原理，对体内脏腑、经络、体表、血脉、肌肉的齐动员，经络遍布全身，是人体的气、血、津液运行的主要通道，是连接人体周身各个部分的枢纽，经络与

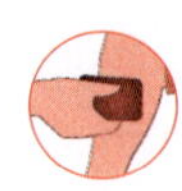
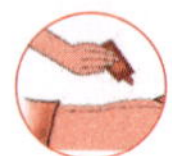

穴位的关系是“线”与“点”的关系。一般来说，穴位各归属于某一经脉，而经脉又分别隶属于不同的脏腑，从而构成一个有机的整体，刮痧是通过外力，调动肌体的自我防卫系统来调节失衡的气血，以出痧和开泄毛孔的特殊形式，排掉各种病气，扫除障碍，畅通经络，净化体内环境，还肌体一个清清爽爽的内环境，经络通了，机体自身的康复能力得以恢复，疾病也就没了。因此，我们说刮痧可以起到调整人体经脉流转、顺气活血的作用，可以畅通五脏，提高人体免疫力。

因此，如果您也想要改善自己的身体状况，那么现在就来学一下刮痧吧！

本书选取了常见疾病及各种疑难杂症，并详细介绍了每种疾病对应的刮痧治疗操作方法，配以大量图示，通过图文并茂的方式，保证读者轻松、迅速地掌握刮痧这种健康养生方法，同时本书还在刮痧疗法的基础上，介绍了大量的食疗良方，用于巩固疾病的治疗效果。

掌握了这些经络刮痧的操作方法，就可以轻松为自己的身体带来意想不到的健康和收获，自己动手刮一刮，就可以摆脱疾病困扰，保持身体健康，何乐而不为呢！

目录

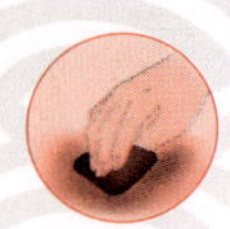

第三章

常见疾病的刮痧疗法

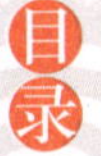

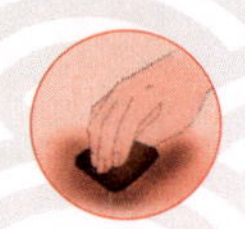

第一章

经络穴位与刮痧

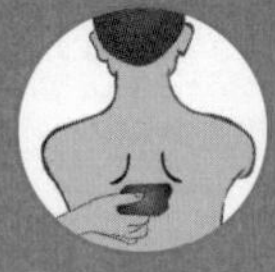
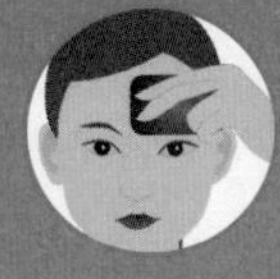
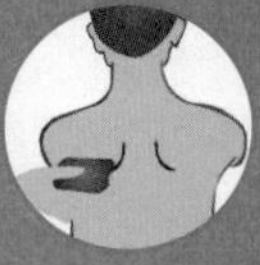

经络是经脉和络脉的统称，是人体运行气血、联络脏腑、沟通内外、贯串上下的通路，是运行气血、联系脏腑和体表及全身各部的通道，是人体功能的调控系统。人体有十二经脉、奇经八脉等。穴位又叫穴、穴道，是人体经络线上的特殊点区部位，是中国文化和中医学特有的名词。痧在皮肤下面，我们看得见的一种红色或者紫红色的斑点和斑片，实际上是渗出于血管之外含有代谢产物的血液。刮痧是通过刮痧板在身体皮肤表面的摩擦来达到打通经络、消除疾病、保健身体的目的。

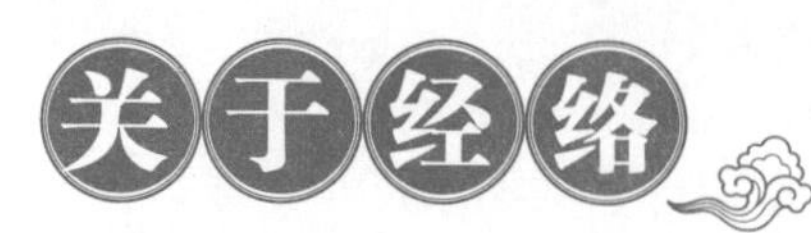

关于经络

经络学说是中医基础理论的核心之一，源于远古，在2000多年的医学长河中一直为保障中华民族的健康发挥着重要的作用。2500年前，中国诞生了第一部医学巨著——《黄帝内经》，在这部典籍中，一个重要的概念贯穿于全书，那就是经络。经络是经脉和络脉的总称。经脉是主干，络脉是分支。经络是人体运行全身气血、联络脏腑肢节，沟通上下内外的通路。

正常生理情况下，经络有运行气血、感应传导的作用，而在发生病变的情况下，经络就成为传递病邪和反映病变的途径了。由于经络有一定的循行部位和络属脏腑，可以反映所属脏腑的病证，因而在临床上，就可根据疾病症状出现的部位，结合经络循行的部位及所联系的脏腑，作为疾病的诊断依据。

人体有十二经脉、奇经八脉等。十二经脉又名十二正经，是经络系统的主体。其命名是根据阴阳属性、所属脏腑、循行部位综合而定的。它们分别隶属于十二脏腑，各经用其所属脏腑的名称，结合循行于手足、内外、前中后的不同部位，并依据阴阳学说，给予不同的名称。

十二经脉的名称为：手太阴肺经、手厥阴心包经、手少阴心经、手阳明大肠经、手少阳三焦经、手太阳小肠经、足太阴脾经、足厥阴肝经、足少阴肾经、足阳明胃经、足少阳胆经、足太阳膀胱经。十二经脉通过手足阴阳表里经的连接而逐经相传，构成了一个周而复始、如环无端的传注系统。

奇经八脉是任脉、督脉、冲脉、带脉、阴跷脉、阳跷脉、阴维脉、阳维脉的总称。它们与十二正经不同，既不直属脏腑，又无表里配合关系，其循行别道奇行，故称奇经。其功能是沟通十二经脉之间的联系，对十二经气血有蓄积渗灌等调节作用。

关于穴位

穴位，学名腧穴，指人体经络线上特殊的点区部位，中医可以通过针灸或者推拿、点按、艾灸刺激相应的经络点治疗疾病。穴位是中国文化和中医学特有的名词，多为神经末梢和血管较少的地方，也叫穴、穴道。

关于刮痧

痧就是在皮肤下面，我们看得见的一种红色或者紫红色的斑点和斑片，实际上是渗出于血管之外含有代谢产物的血液。刮痧是通过刮痧板在身体皮肤表面的摩擦使皮肤局部出现红色粟粒状，或暗红色出血点等“出痧”变化，从而达到活血透痧、打通经络、消除疾病、保健身体的作用。因其简、便、廉、效的特点，临床应用广泛，适合医疗及家庭保健。

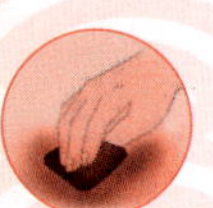

经络系统表

- 经脉
  - 十二经脉
    - 手三阳经
      - 手太阴肺经……………如列缺
      - 手厥阴心包经…………如内关
      - 手少阴心经……………如通里
    - 手三阴经
      - 手阳明大肠经…………如偏历
      - 手少阳三焦经…………如外关
      - 手太阳小肠经…………如支正
    - 足三阳经
      - 足阳明胃经……………如丰隆
      - 足少阳胆经……………如光明
      - 足太阳膀胱经…………如飞扬
    - 足三阴经
      - 足太阴脾经……………如公孙
      - 足厥阴肝经……………如蠡沟
      - 足少阴肾经……………如大钟
  - （→十二经脉）
    - 十二经别
    - 十二经筋
    - 十二皮部
  - 奇经八脉
    - 任脉……………………………………………如鸠尾
    - 督脉……………………………………………如长强
    - 冲脉
    - 带脉
    - 阴维脉、阳维脉、阴跷脉、阳跷脉——附属于十二经脉之间
- 络脉
  - 十五络——从经络分出的横斜分支
  - 孙络——自络脉分支而出，数以万计，遍布周身
  - 浮络——体表的络脉

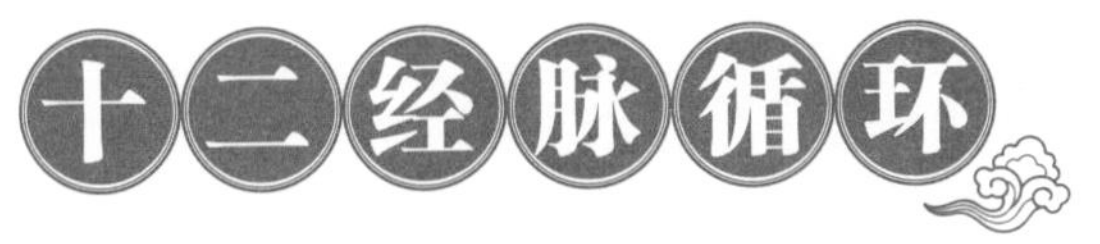

十二经脉循环

气血通过经脉即可内至脏腑，外达肌表，营运全身。其流注次序是：从手太阴肺经开始，依次传至手阳明大肠经，足阳明胃经，足太阴脾经，手少阴心经，手太阳小肠经，足太阳膀胱经，足少阴肾经，手厥阴心包经，手少阳三焦经，足少阳胆经，足厥阴肝经，再回到手太阴肺经。

其走向和交接规律是：手之三阴经从胸走手，在手指末端交手三阳经；手之三阳经从手走头，在头面部交足三阳经；足之三阳经从头走足，在足趾末端交足三阴经；足之三阴经从足走腹，在胸腹腔交手三阴经。

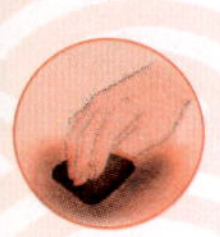

经脉循环的规律

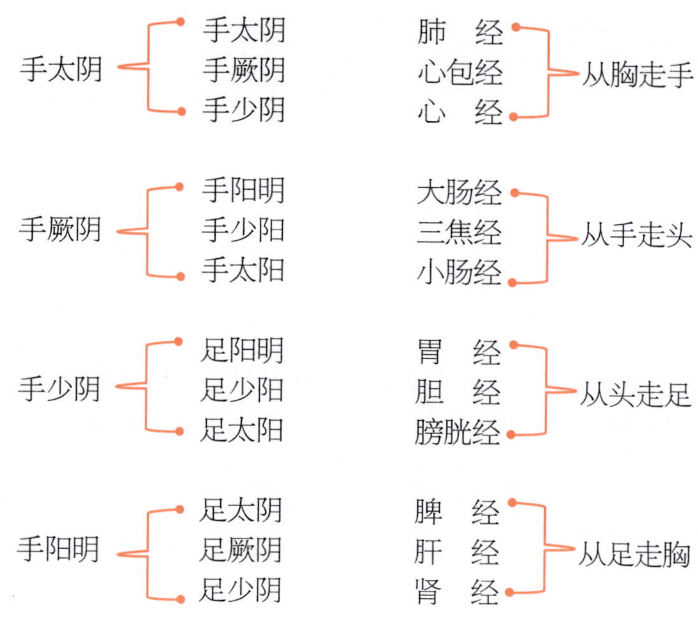

经脉的循环程序是：

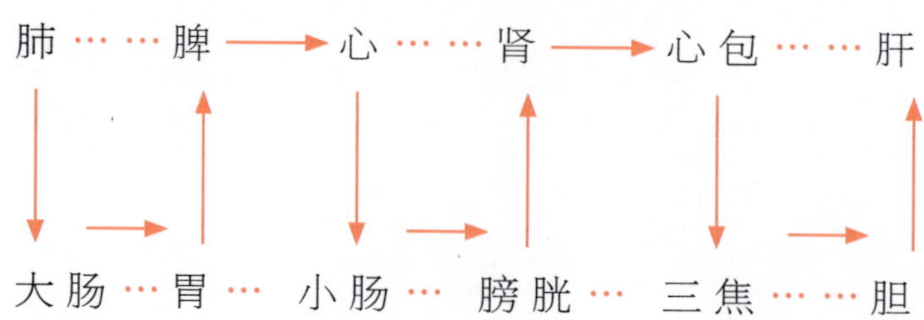

十二经脉循行与脏腑病候分类

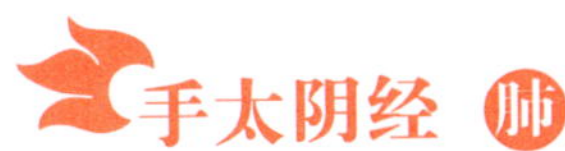

手太阴经 肺

表现病症：

咳嗽、气喘、肩背痛、掌中发热。

刮痧疗法：

由云门穴、中府穴向少商穴方向划动，即由臂走手，以沿线侧出现红紫色痧点为度。

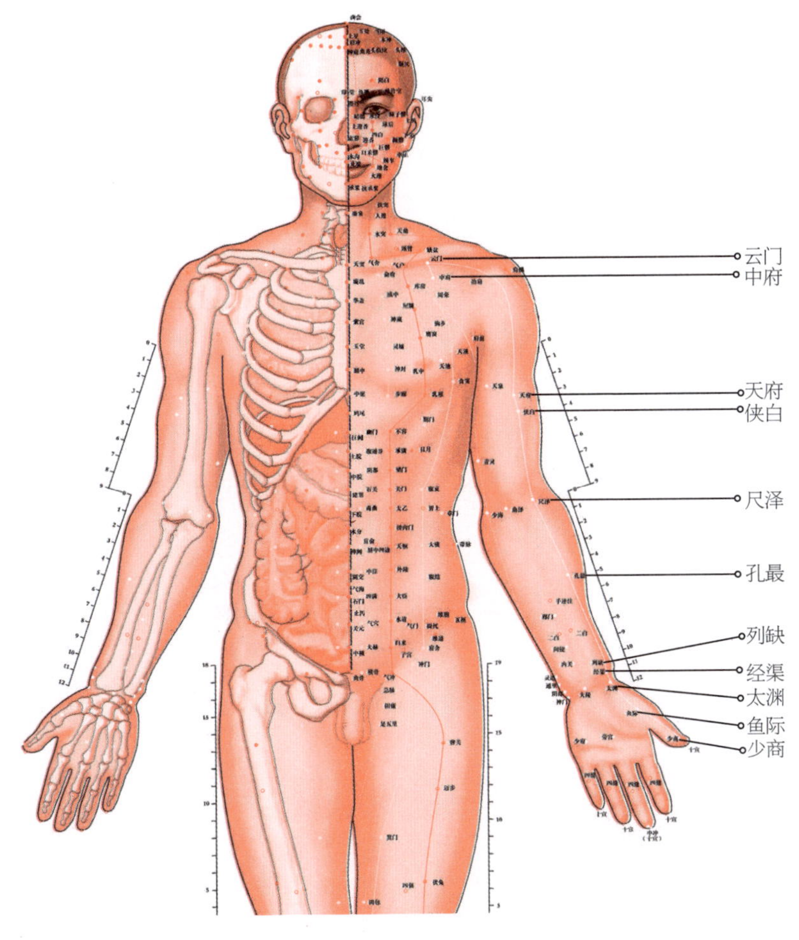

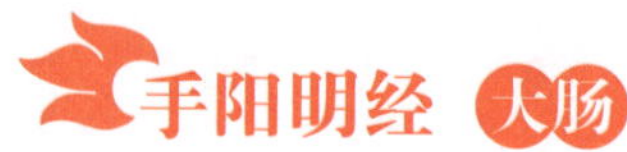

手阳明经 大肠

表现病症：

口干、牙痛、咽喉肿痛、腹痛、肠鸣。

刮痧疗法：

由手指商阳穴向上臂、上颈走口禾髎穴、迎香穴，以沿线侧出现红紫色痧点为度。

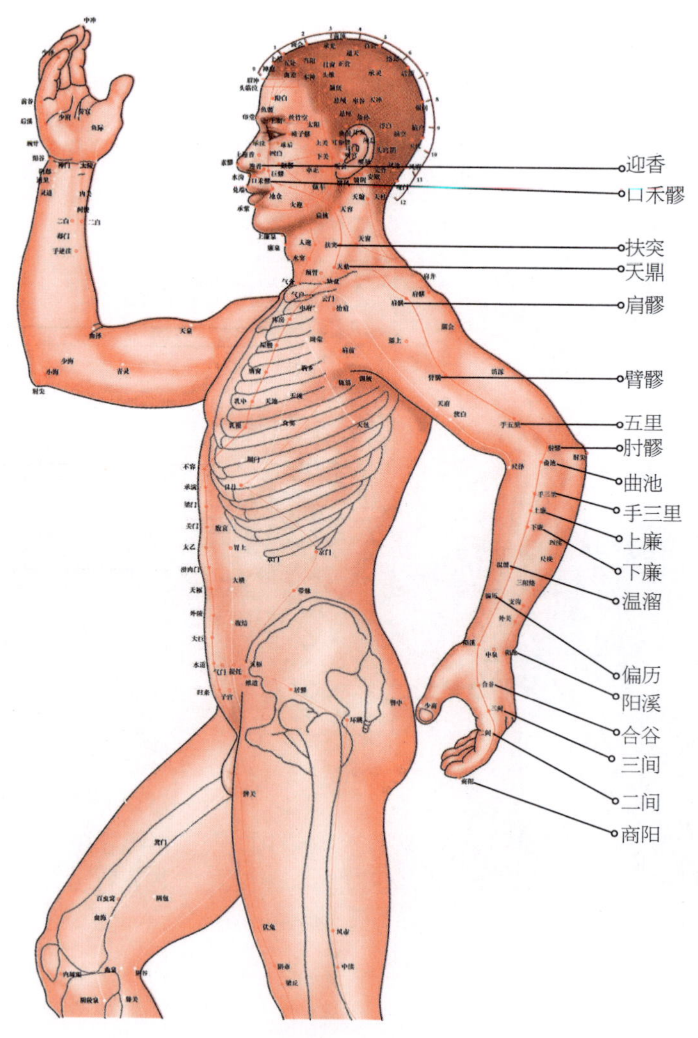

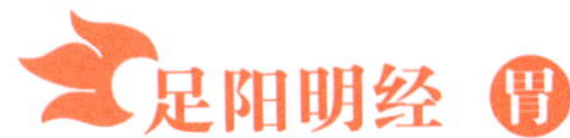

足阳明经 胃

表现病症：

头痛、汗出、腹水、尿黄、寒颤。

刮痧疗法：

由头目部承泣穴下行经颈入缺盆穴，经胸腹下入下肢脚趾厉兑穴为止，以沿线侧出现红紫色痧点为度。

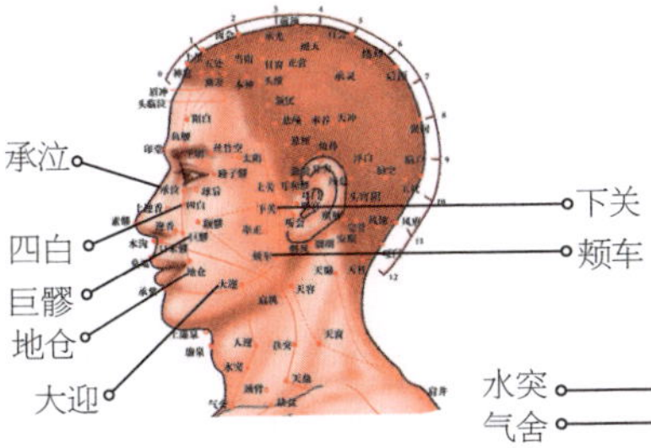

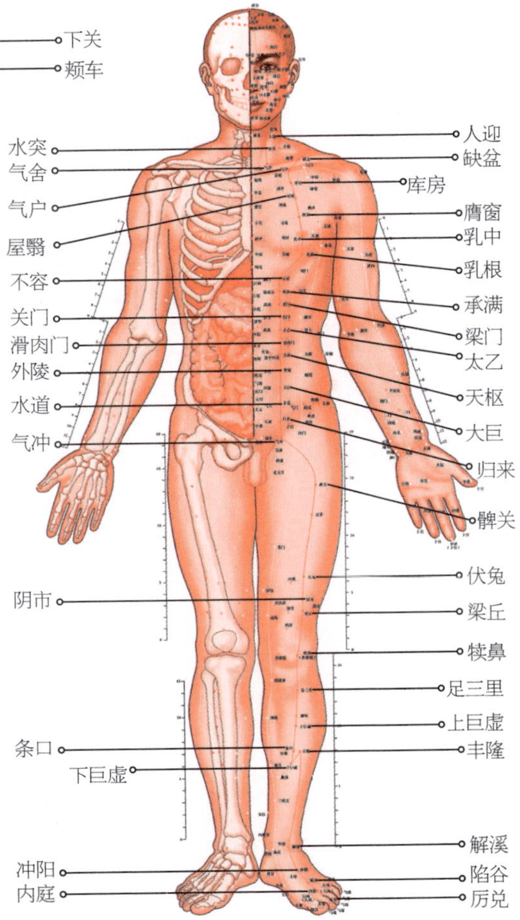

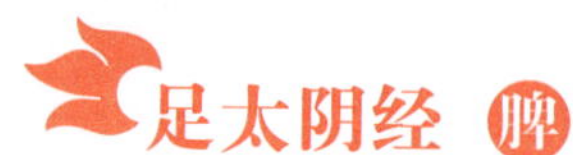

足太阴经 脾

表现病症：

呕吐、身沉重、黄疸、面黄、腹满。

刮痧疗法：

由隐白穴经上足背，上行胸腹直至腋前胸乡穴、周荣穴，以出现循线红肿、痧点为度。

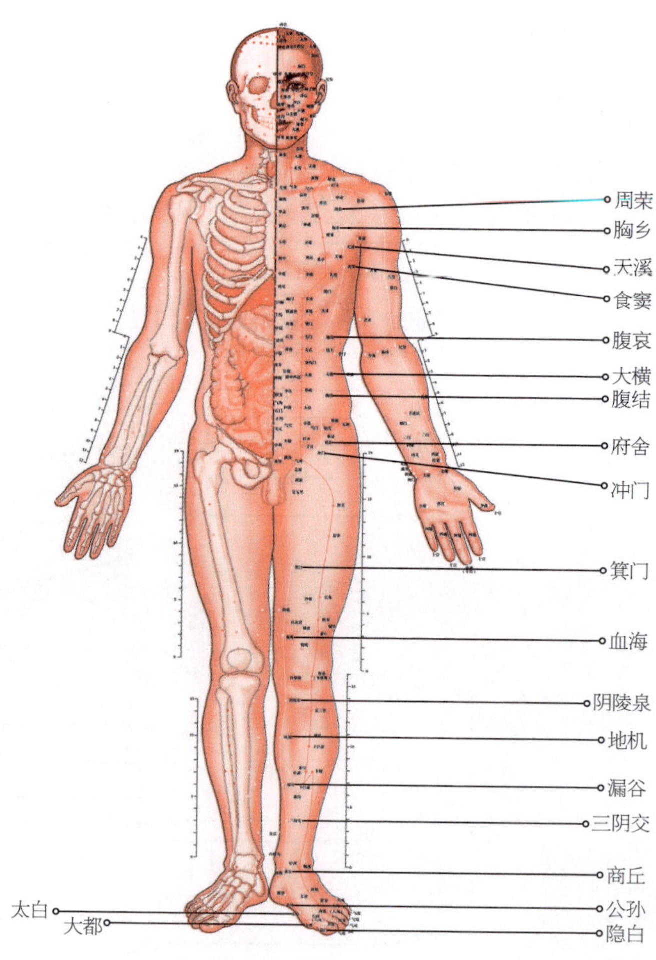

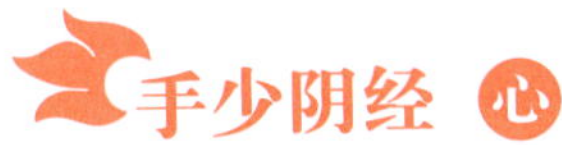

手少阴经 心

表现病症：

卧不安、肋痛、易心烦。

刮痧疗法：

由手指末端的少冲穴刮至神门穴，渐次经肘入腋窝，以循经两侧出现红肿为度。

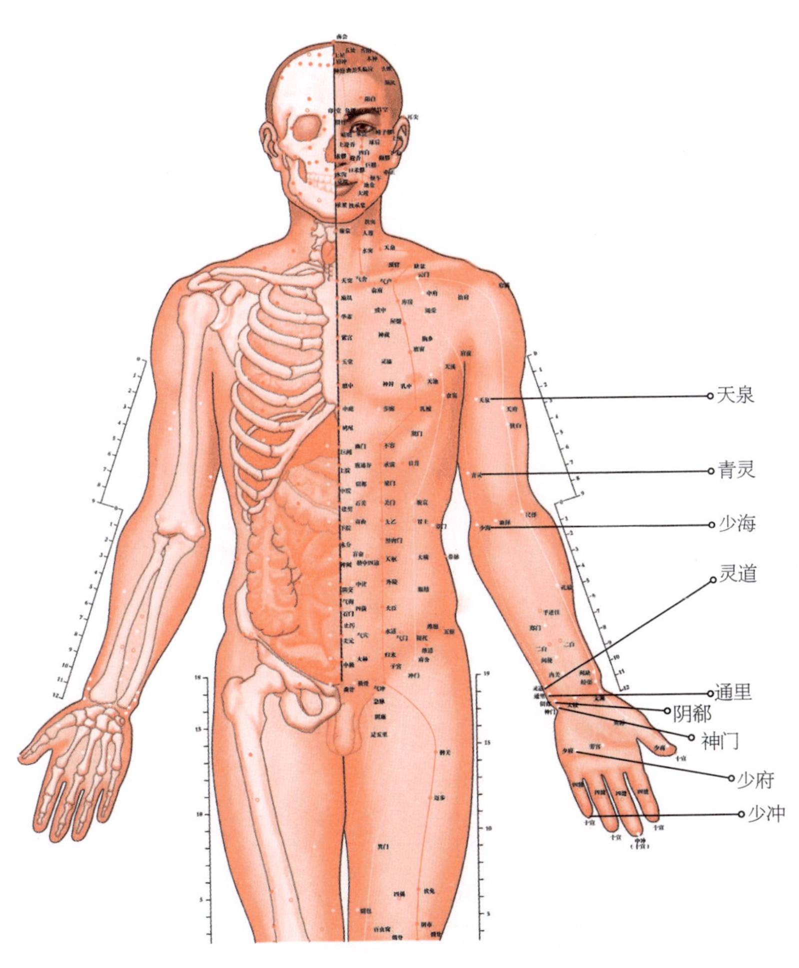

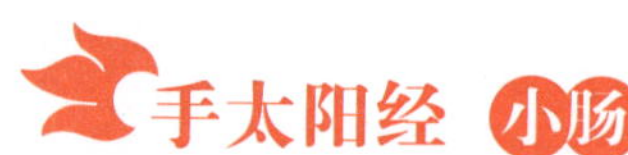

手太阳经 小肠

表现病症：

肠中热、尿痛、耳膜黄染、颌肿、头不可动。

刮痧疗法：

从手指少泽穴开始逐渐刮上手臂、走肩上头止于耳前的听宫穴、颧髎穴，以沿线侧出现红紫色痧点为度。

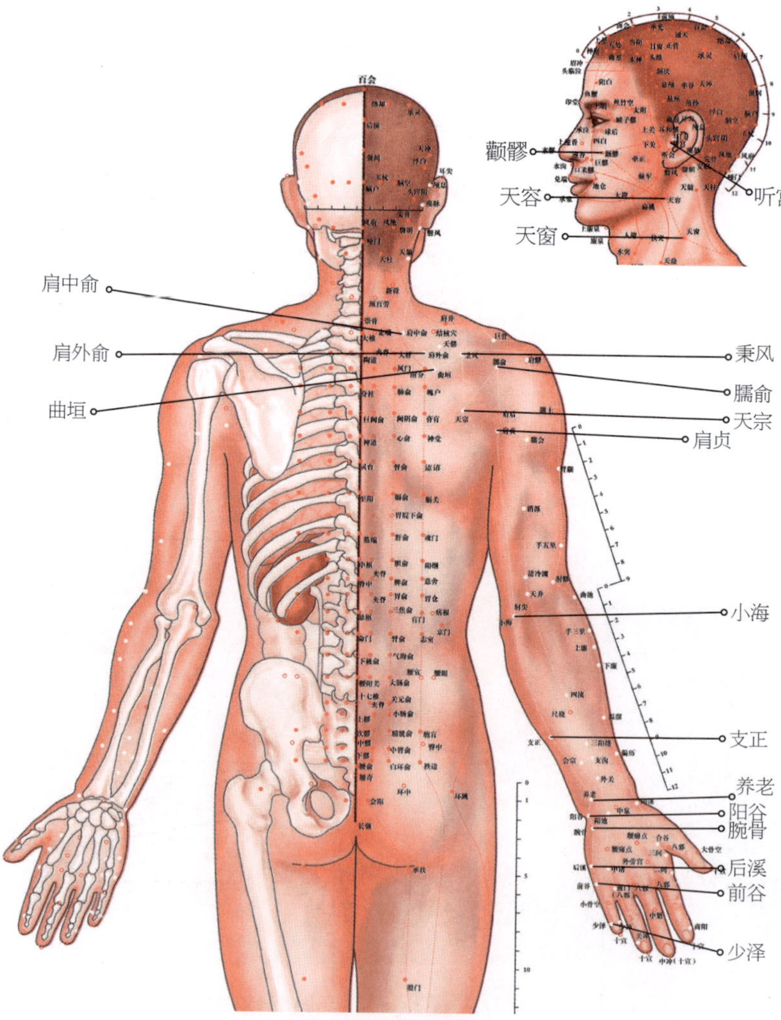

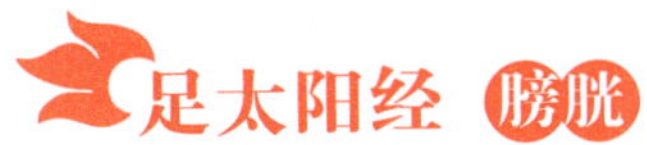

足太阳经 膀胱

表现病症：

目刺痛、耳鸣、腰痛、疟疾、癫痫、溢泪、失语。

刮痧疗法：

由足趾至阴穴直上小腿、臂背，上行到头部至通天穴，以沿线出现红肿透斑为度。

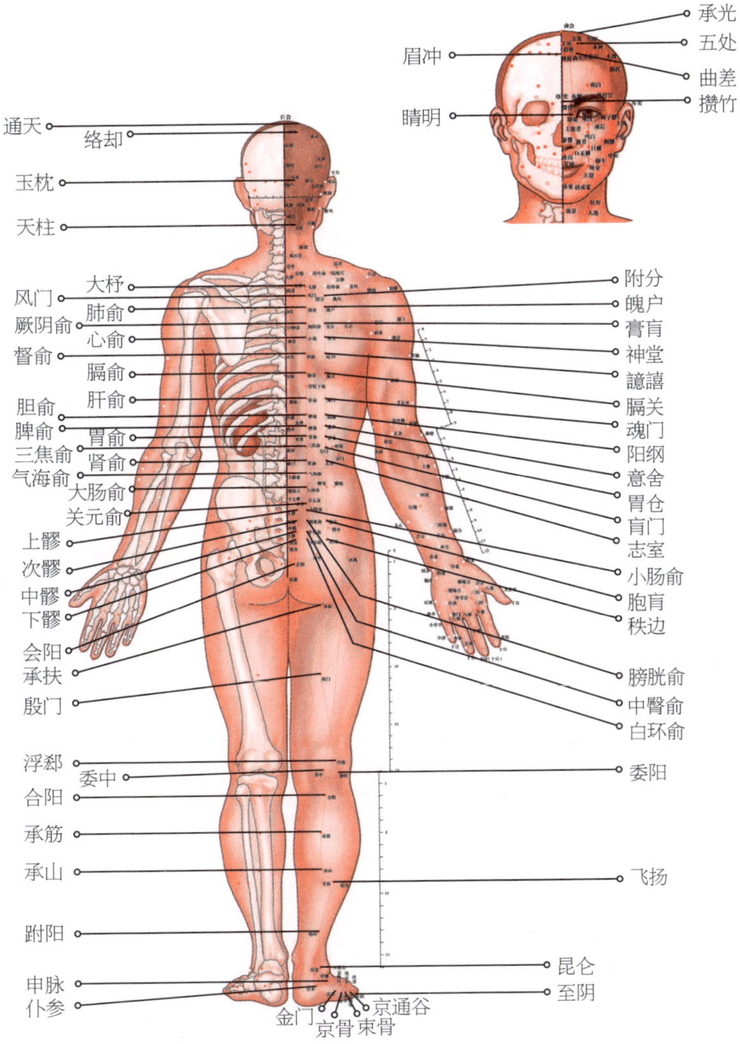

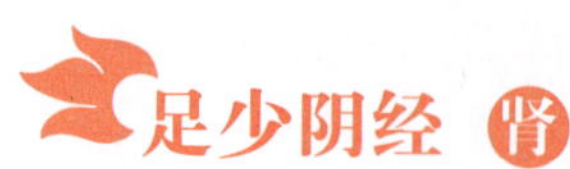

足少阴经 肾

表现病症：

久泄、大便艰涩、水肿、嗜卧、足掌热。

刮痧疗法：

由足部涌泉穴向上经腿肚、大腿至胸腹部至胸中彧中穴及俞府穴，以沿线出现红紫色痧点为度。

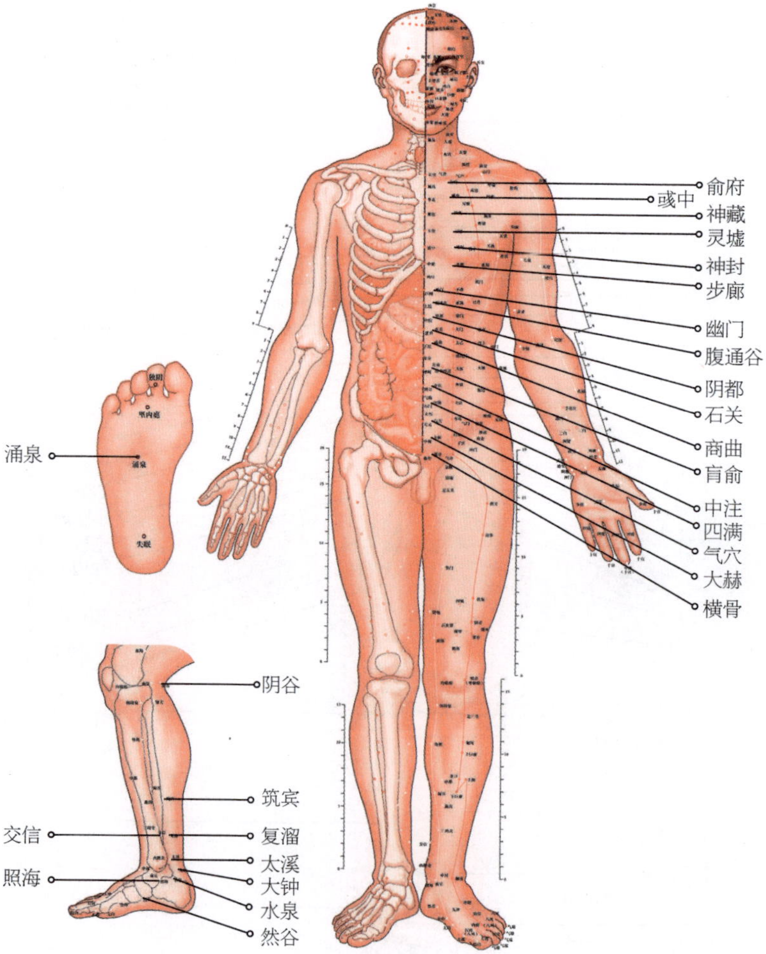

俞府
彧中
神藏
灵墟
神封
步廊
幽门
腹通谷
阴都
石关
商曲
肓俞
中注
四满
气穴
大赫
横骨

涌泉

阴谷
筑宾
交信
复溜
照海
太溪
大钟
水泉
然谷

手厥阴经 心包

表现症状：

心区痛、身体发热、心悸、昏厥、舌不能言。

刮痧疗法：

由手指末端的中冲穴经上手臂入腋下，以循经两侧出现红紫色瘀斑为度。

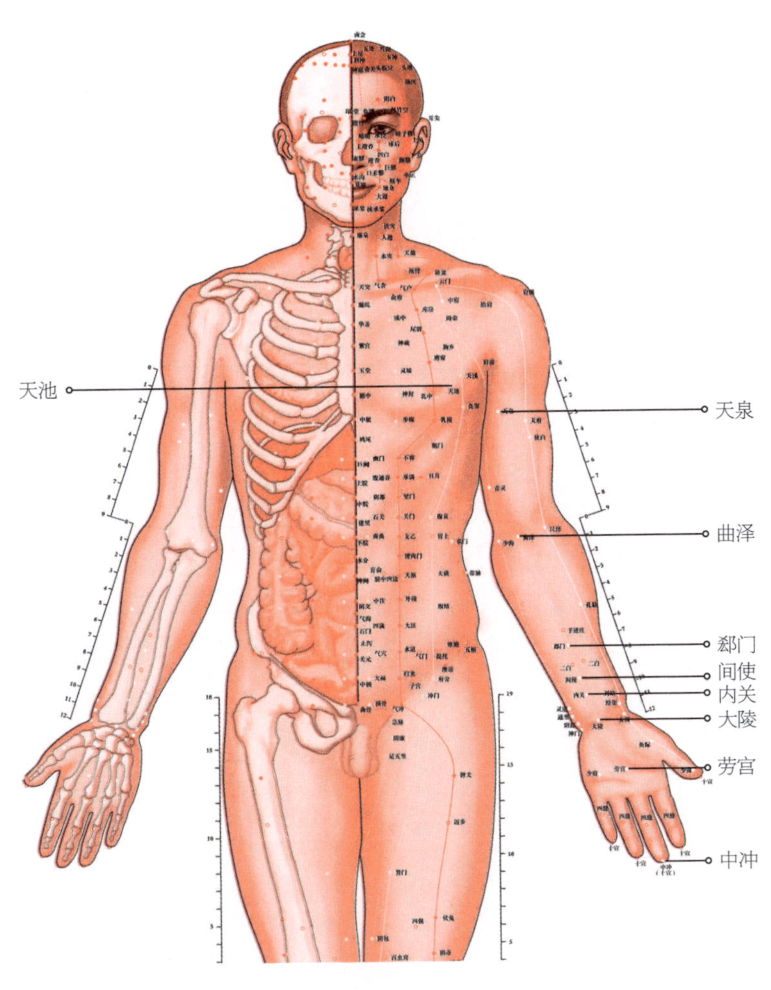

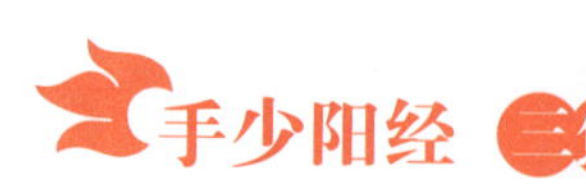

手少阳经 三焦

表现症状：

咽肿喉痛、汗多、遗尿、目外疵痛。

刮痧疗法：

从手指关冲穴上行经手臂至颈头部眼角处丝竹空穴。以沿线两侧出现红紫色痧点为度。

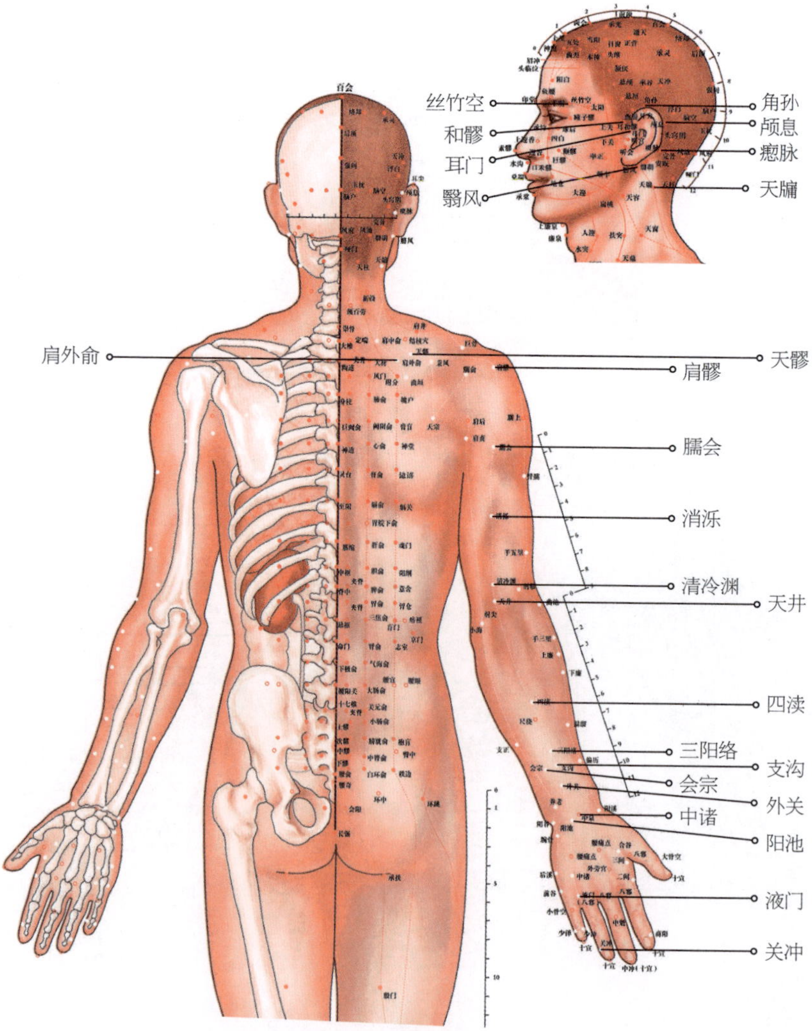

足少阳经 胆

表现症状：

口苦、面如灰尘、腋下淋巴结肿大、锁骨上窝疼痛。

刮痧疗法：

由头到脚，以循经两侧出现红色痧点为度。

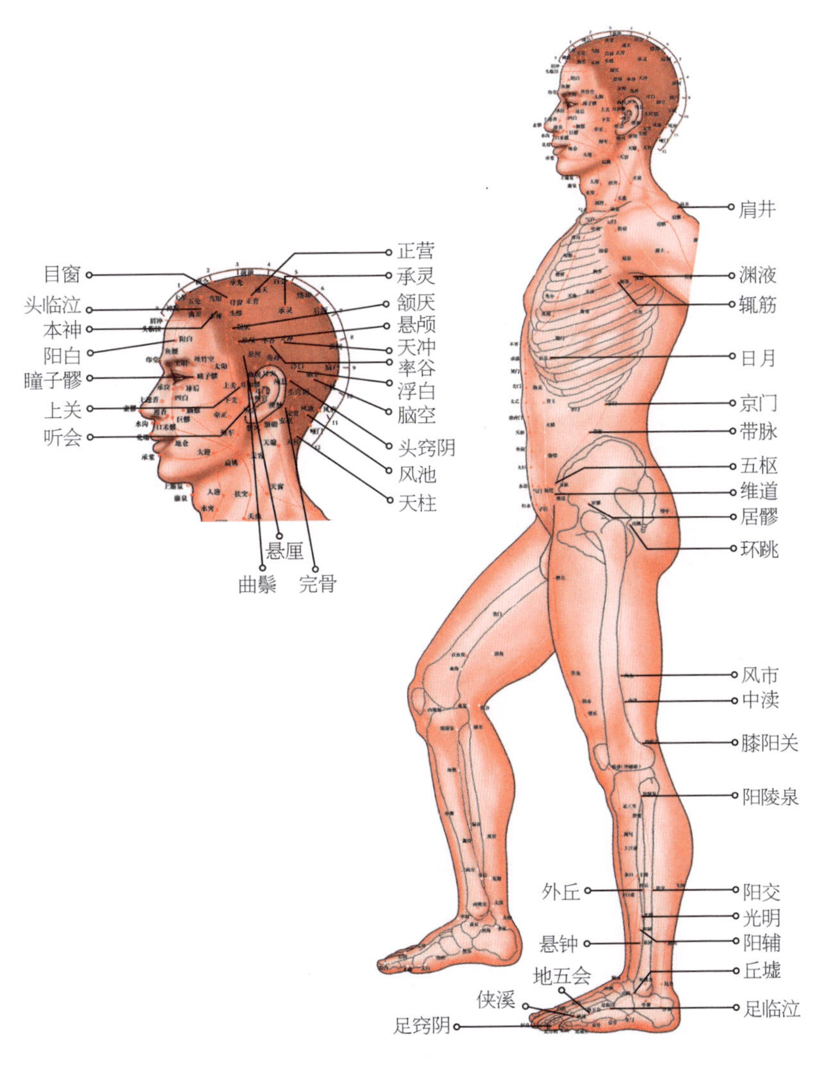

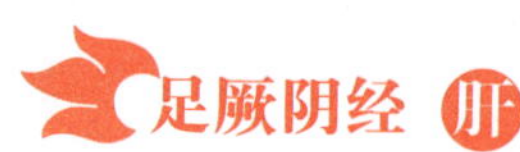

足厥阴经 肝

表现症状：

疝气、消化不良、泄泻、烦躁、身热、善怒。

刮痧疗法：

由脚趾端大敦穴上行至腹中为止，以刮拭后循经线路出现红紫色痧点为度。

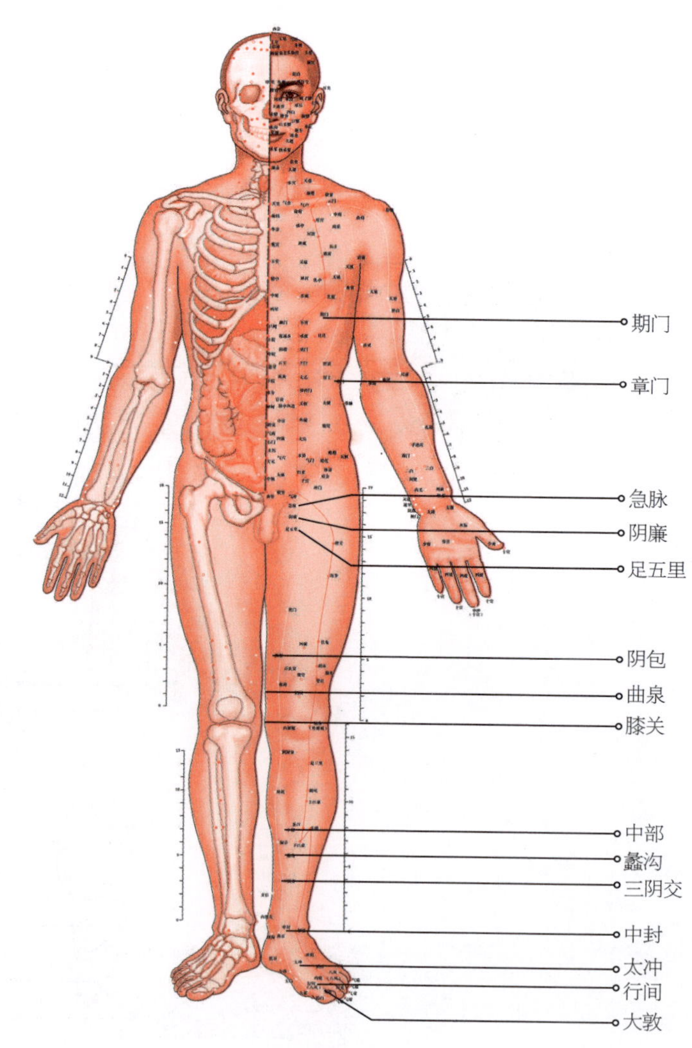

奇经八脉

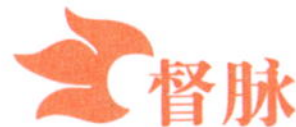

督脉

表现症状：

项背强直、角弓反张、头痛、眩晕、遗尿、癫痫、盗汗。

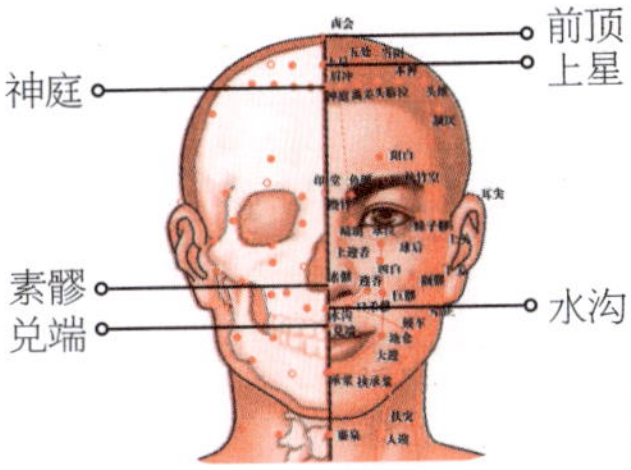

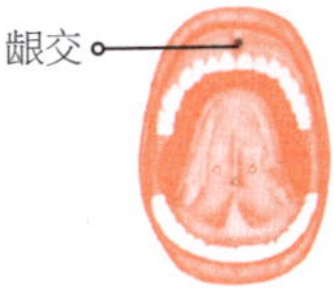

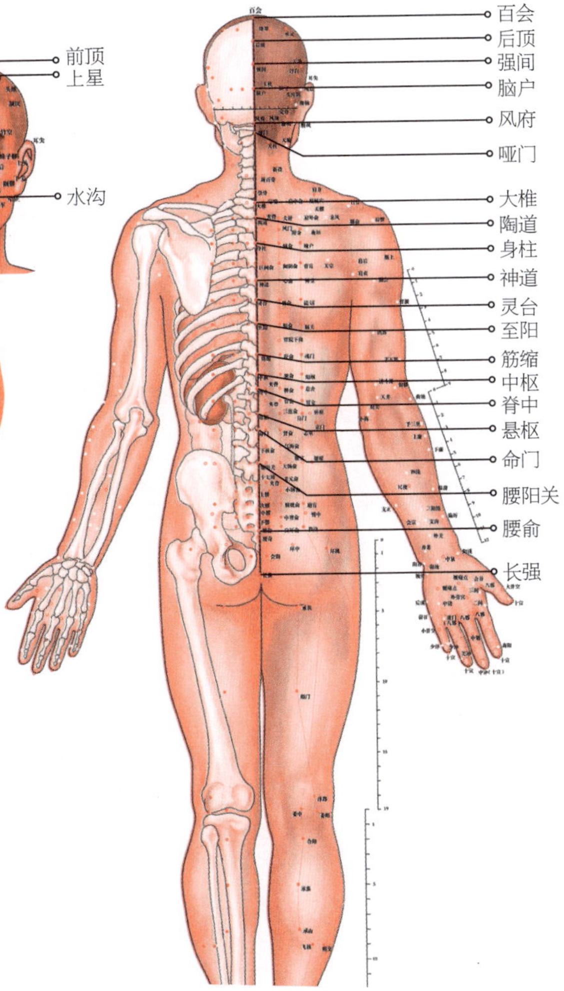

神庭
前顶
上星
素髎
兑端
水沟
龈交

百会
后顶
强间
脑户
风府
哑门
大椎
陶道
身柱
神道
灵台
至阳
筋缩
中枢
脊中
悬枢
命门
腰阳关
腰俞
长强

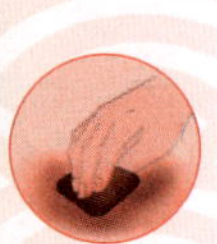

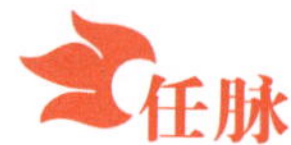

任脉

表现症状：

腹痛且有肿块、痔疾、咳嗽、尿血、牙痛、肿痛、呃逆、小便不利。

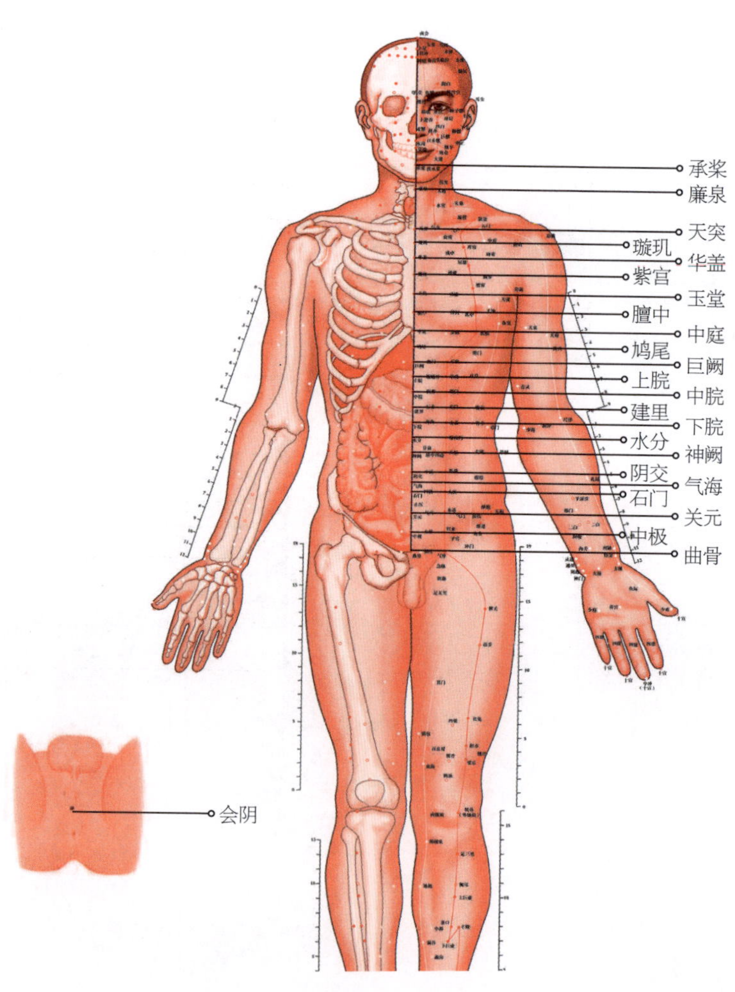

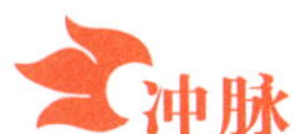

冲脉

表现症状：

疝气、遗尿、反胃、肠鸣、便血。

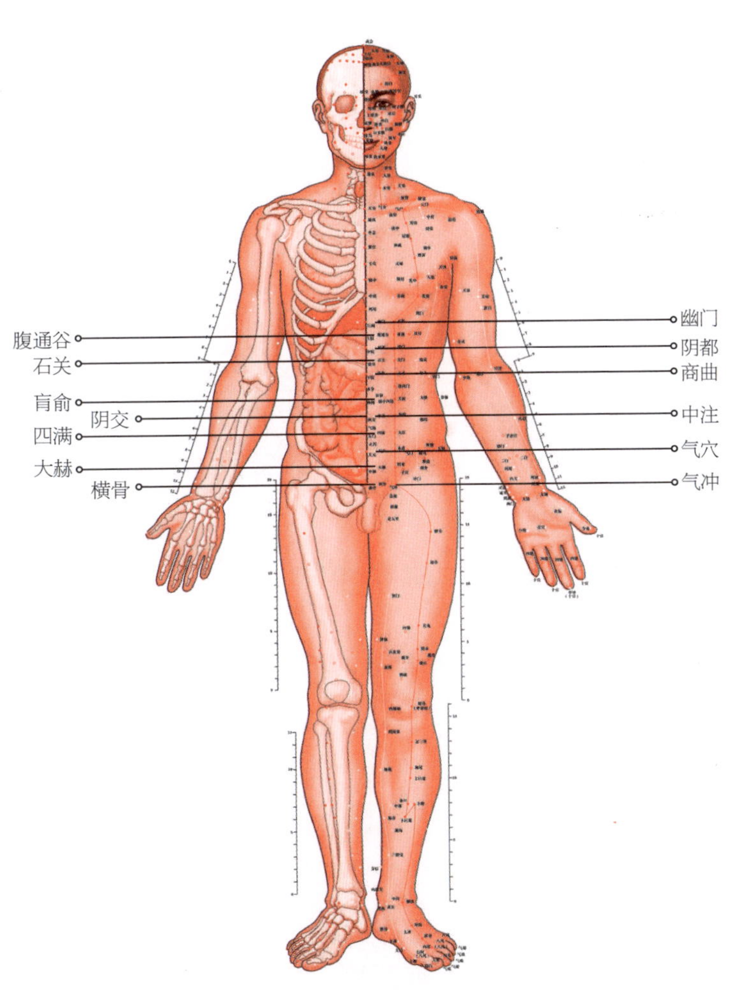

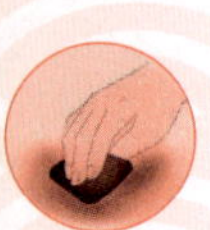

一学就会，经络刮痧除病全图解

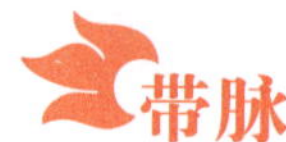

带脉

表现症状：

小腹胀满、肢体麻木、目赤痛、牙痛、荨麻疹、腿痛。

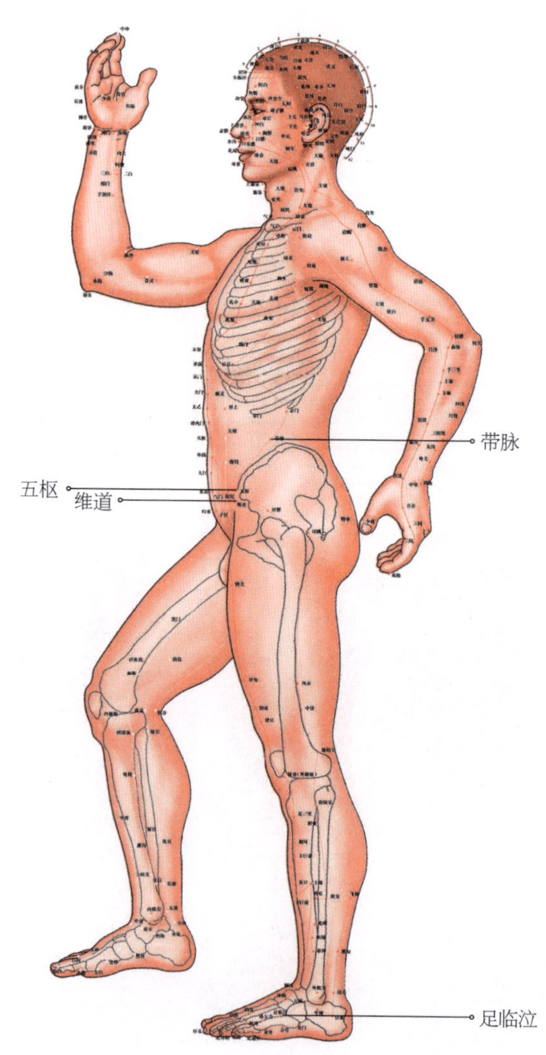

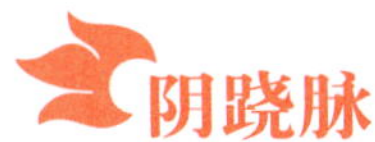

阴跷脉

表现症状：

多眠、癫痫、吐泻、反胃、疝气。

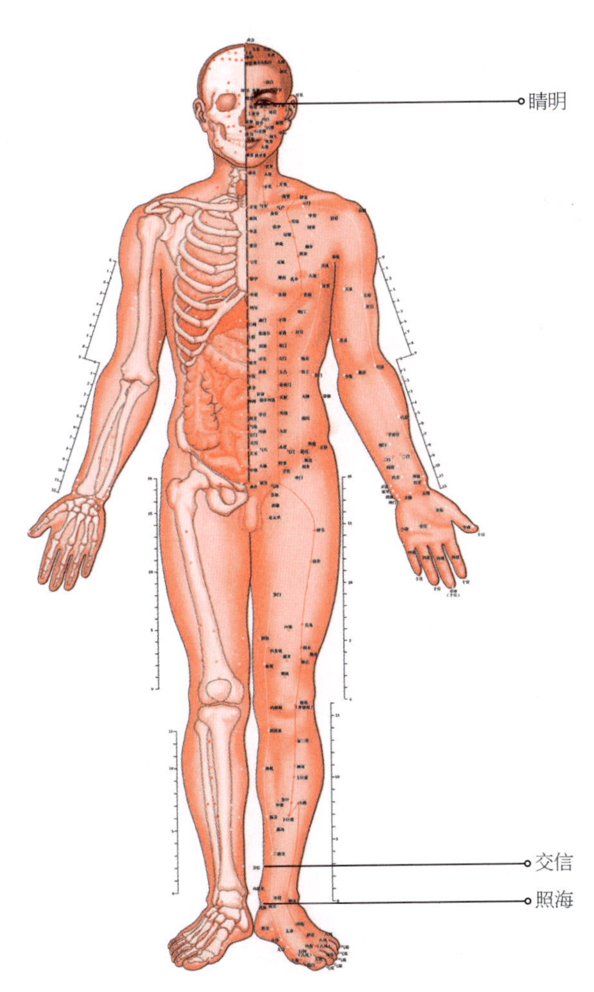

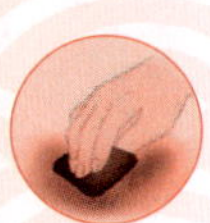

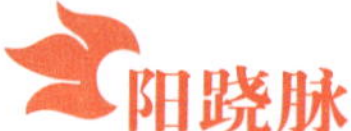

阳跷脉

表现症状：

失眠、癫痫、自汗、眉棱骨痛、四肢疼痛、麻木。

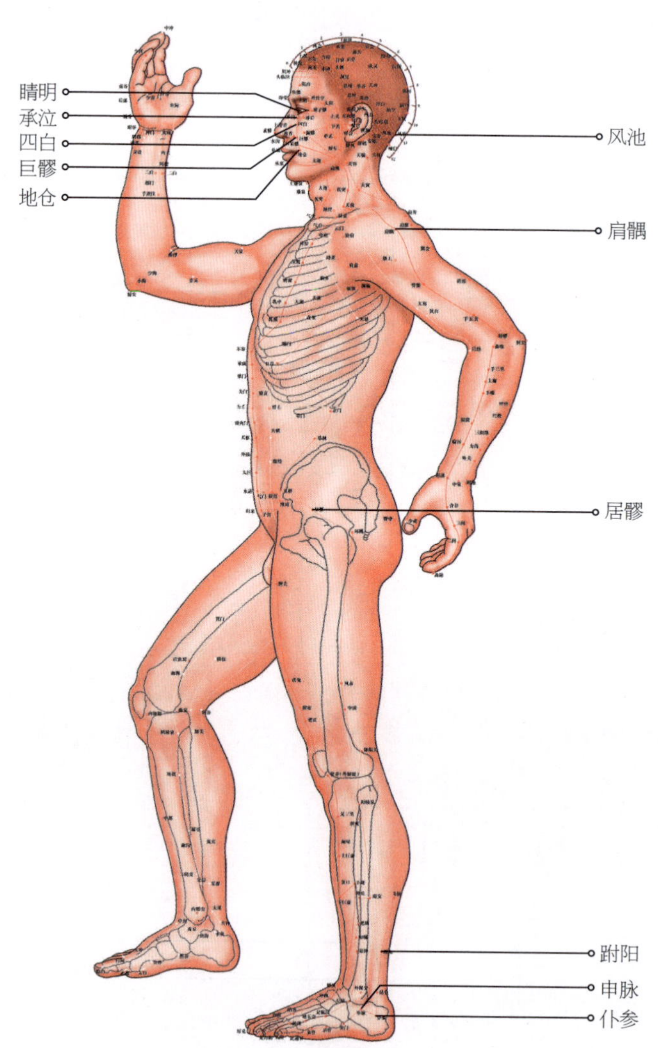

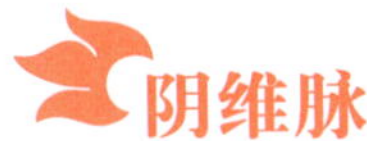

阴维脉

表现症状：

心痛、泄泻、脱肛、疟疾、发热。

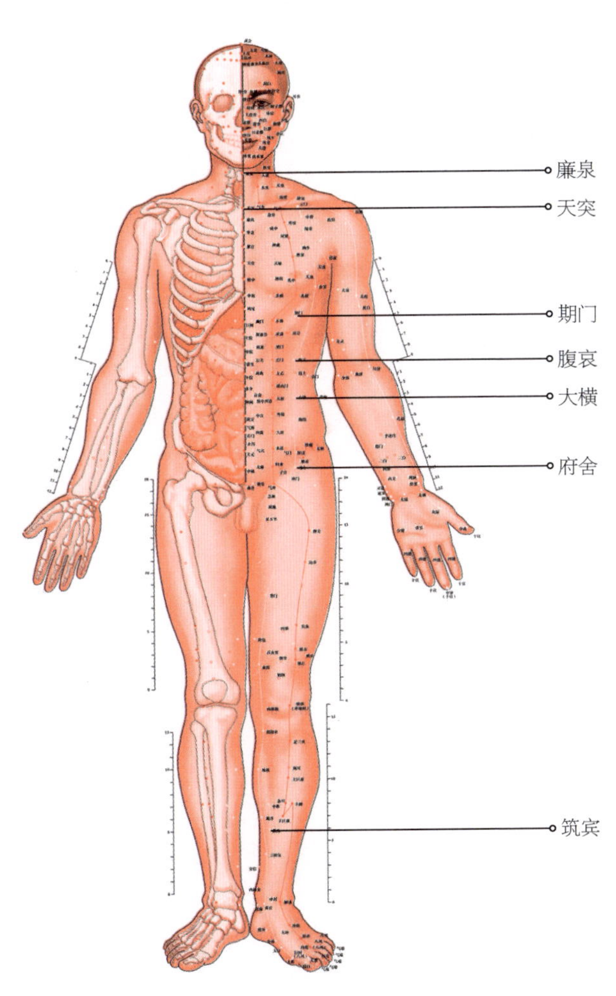

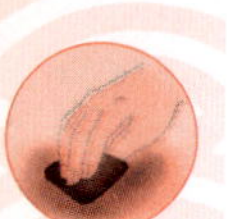

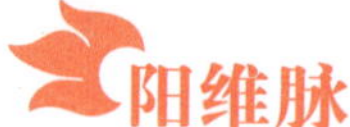

阳维脉

表现症状：

肢体无力、眉棱骨痛、盗汗、破伤风。

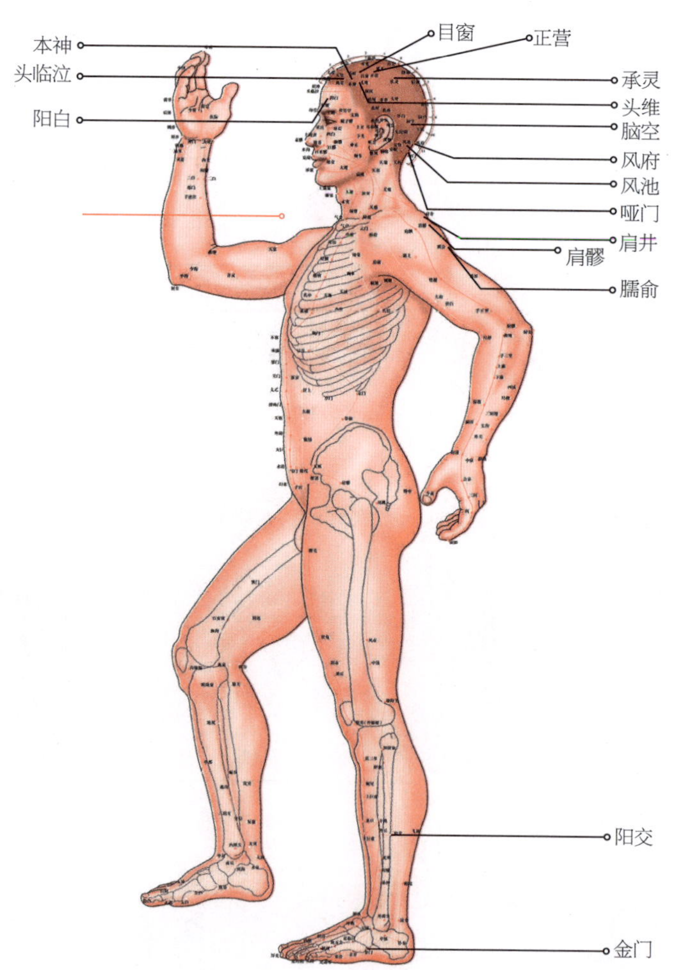

第二章

健康刮痧的基本知识

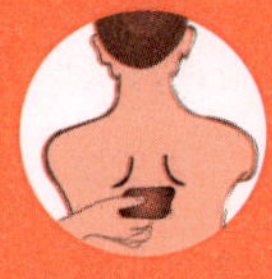
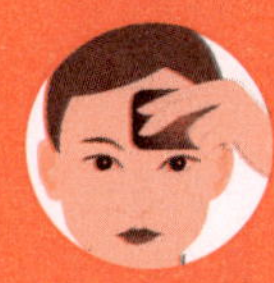
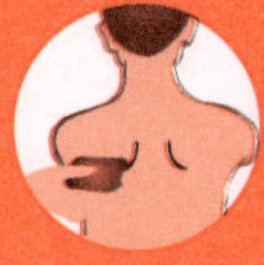

生病了，当然还是要看病吃药，但是花一点儿时间学会刮痧，就可以作为辅助治疗手段。家庭成员之间互相做保健治疗，增进的不仅是健康，还有感情！

刮痧具有活血化瘀、调理阴阳、舒筋通络、行气活血等作用，刮痧疗法发展到今天已经成为一种适应病种非常广泛的自然疗法。经络刮痧入门简单，非常适合家庭保健，没有医学基础知识也可以学会。下面我们就一起来了解一下吧。

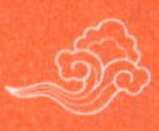

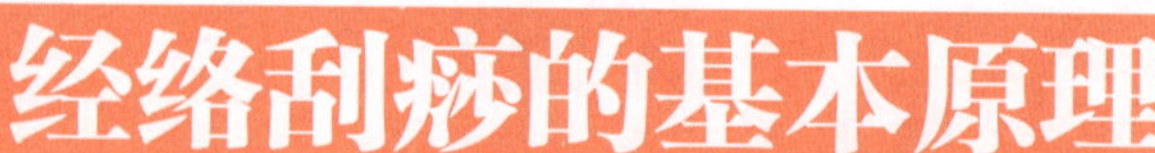

经络刮痧的基本原理

在中国古老的医学理论中，经络学说是其中的一个重要组成部分。经络遍布全身，是人体的气、血、津液运行的主要通道，是连接人体各个部分的枢纽。在人体正常的身体结构中，皮肤、毛发、骨骼、肌肉都是依靠经络的沟通和联结，将人体构成统一的整体的。

同时，由于经络遍布人体周身各个部分，因此它发挥着协调内外、平衡阴阳的作用。若是经络失去了在气血运行方面的作用，当人们遇到天气突变、传染疾病等情况时，外面的邪气就会由经络进入脏腑；或者因饮食、工作、学习劳累等情况，内脏之邪由脏腑、经络进入皮肤、毛发。因此，若是外邪之气侵入人体，就是从经络逐渐进入脏腑，由表及里；相反，如果脏腑发生病变，也会通过经络反映到体表上来，这是由里及表。

刮痧的治病原理就是这样的。从现代医学上来说，刮痧主要是通过刮痧手法刺激皮下毛细血管和神经末梢，将信号传入中枢神经系统使其产生兴奋，发挥神经系统正常的调节功能，也可刺激局部毛细血管，使其扩张，加强循环血流量，增强抵抗疾病的能力。经络上的穴位为经络上的敏感反应点，经络刮痧，可以在人体的穴位周围顺次刮拭，即可得到良好的治疗效果。

刮痧对我们有什么好处

第一，安全可靠，不用再吃苦药

刮痧是通过刮痧板刮拭皮肤表面的特定位置，改善身体经络、血液微循环的疗法，与西医的打针、输液、手术相比，刮痧不会对人体造成新的伤口，避免了伤口感染的可能性。同时，由于刮痧多采用特殊的刮痧手法和运板方式，不会造成较大的疼痛，且在刮痧之后一两天内，微微的疼痛会自动消失。俗话说："是药三分毒。"药物本身的不良反应常常让人们暗自担心。刮痧解决了人们不喜欢吃苦药的问题，一周之内刮痧2~3次，就可以轻轻松松地防病，减少了药物毒副作用的担心。

第二，适应现代人的体质特点，古老治病方法的创新运用

现代人的社会压力普遍较大，无论是在学习还是工作中的人们，学习、生活压力和心理负担都相当沉重。刮痧专门针对现代人"因瘀致虚"的体质对症刮拭，使体内的污浊之气得以宣泄，让经络畅通、气血旺盛，"痛则不通，通则不痛"， 血脉要通、气要通和、心气要通、胃肠要通，让人们吃得下、睡得着、拉得净、放得开。

第三，不治已病治未病，小灶留灯保健康

每个人都能健健康康，长命百岁。在日常生活中，人们可以通过刮痧的方式，排出体内毒素，改善微循环，消除疾病隐患，"不治已病治未病"，保证健健康康。"不治已病治未病"，首先是采用刮痧的方法，防病于未然，一旦

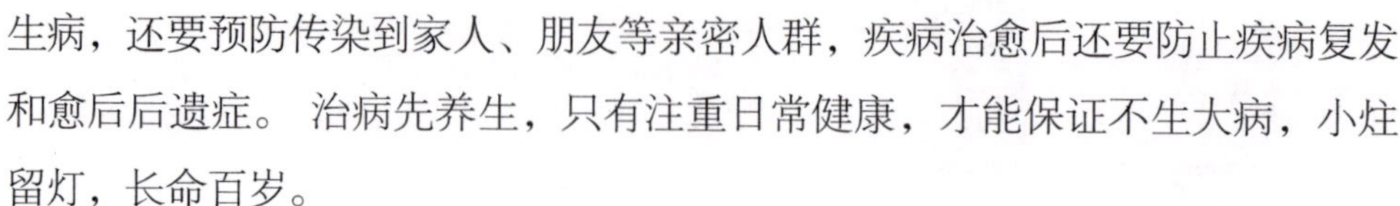

生病，还要预防传染到家人、朋友等亲密人群，疾病治愈后还要防止疾病复发和愈后后遗症。治病先养生，只有注重日常健康，才能保证不生大病，小灶留灯，长命百岁。

第四，随时随地轻轻松松治病

刮痧被誉为中医技法之首，与其他中医治疗方法相比，刮痧方法更简单、更实用，只需要一块简单的刮痧板，一瓶刮痧油，就可以随时随地、轻轻松松治病，且效果显著。刮痧入门简单，不需理解高深的知识，不必使用专业的医疗器材，只要找到正确的穴位及反射区，掌握基本的刮拭手法，习惯与熟练之后很快就能掌握。每个人都可以成为自己的保健师，一看就懂，一学就会。

健康刮痧的操作步骤详解

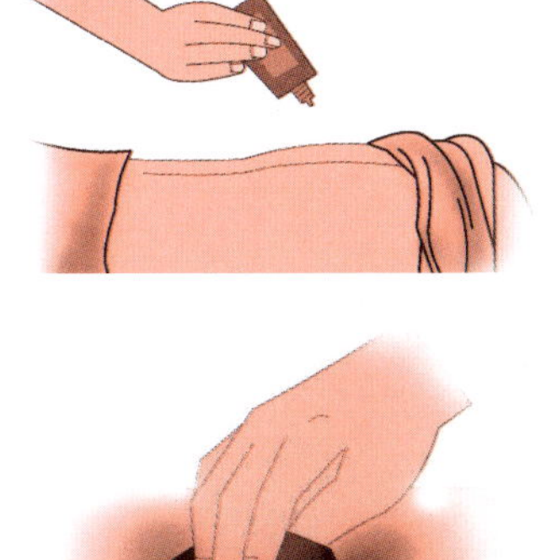

（1）将刮痧油涂抹在患者患处或者治病穴位范围内的经络线上。刮痧的区域一般以穴位为中心，总长度为3～5寸，以大于穴区范围为原则。如果需要刮拭的经脉过长，则可以分段刮拭。根据刮痧的部位及手法的不同，刮痧板与皮肤形成不同的角度。当刮痧板垂直于皮肤时，对皮肤的刺激最强烈，最容易出痧，也比较容易产生疼痛感觉；当刮痧板与皮肤的角度小于90°进行刮拭时，不是特别容易出痧，疼痛程度也较垂直刮痧轻一些。

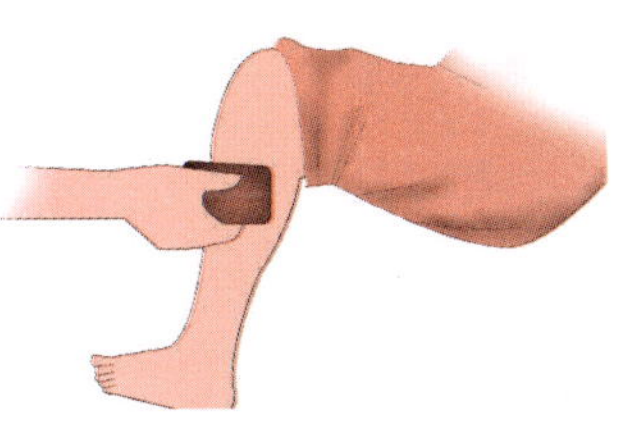

（2）用刮痧板顺次刮痧。刮痧顺序一般为：先刮后颈部，次刮背部，再刮脑部，末刮四肢，此为一般的原则。

（3）刮痧的时间一般一次在10~15分钟，同时也要视身体状况而定。刮拭过程中不要用力过猛，避免损伤肌肤，但必须要保持一定的压力，用力均匀，这样才能起到刮痧的效果，根据刮痧的部位适时改变刮痧力度。

（4）第二次刮痧需要等无痛感时才能再刮。直到患处无痧出现即为病痛缓解。

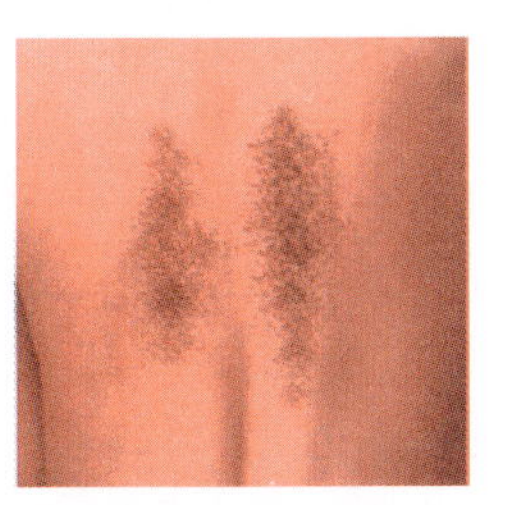

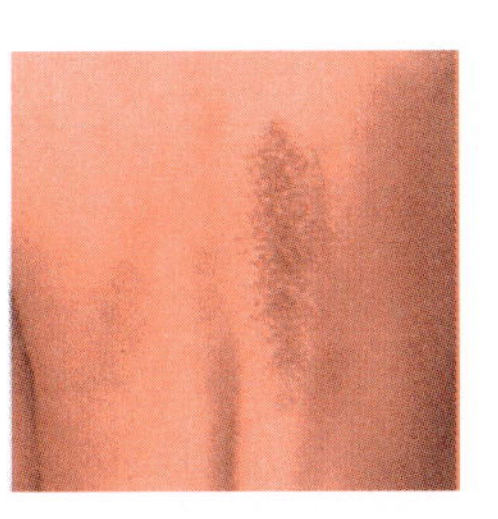

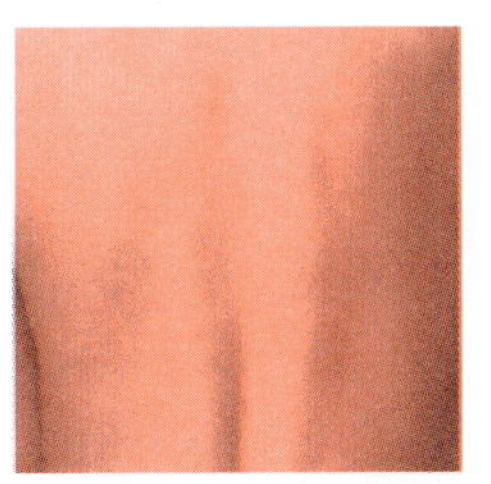

刮痧板的使用方法

握板方法

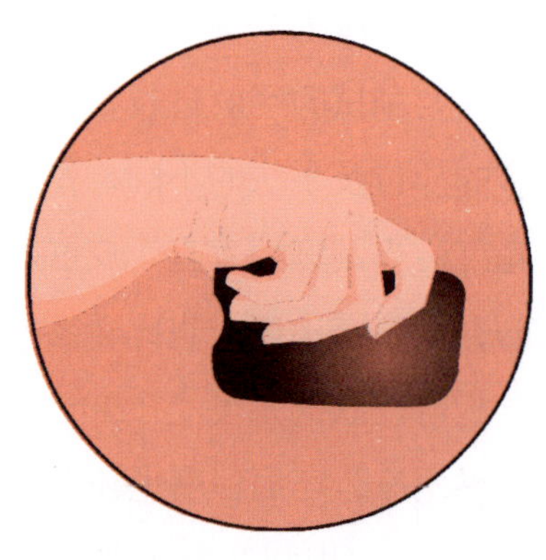

要刮痧，首先要学会正确的握板方法，否则刮痧时容易疲惫且效果不佳。正确的做法是，刮痧板的长边横靠在手掌心，大拇指和其他四个手指分别握住刮痧板的两边，刮痧时用手掌心的部位向下按压。

运板方法

根据刮拭的角度、身体适用范围等方面的不同，可以分为面刮法、平刮法、角刮法、推刮法、厉刮法、点按法、疏理经气法、按揉法等。

面刮法

面刮法是最常用的刮拭方法。刮拭时，根据部位的需要，用刮痧板的1/2或全部边缘接触皮肤，刮板向刮拭的方向倾斜30°～60°，以45°最为普遍，自上而下或从内到外均匀地向同一方向直线刮拭。面刮法适用于身体较平坦的部位。

平刮法

手法与面刮法相似，只是刮痧板向刮拭的方向倾斜的角度小于15°，而且向下的渗透力也较大，刮拭速度缓慢。平刮法是诊断和刮拭疼痛区域的常用方法。

角刮法

用刮痧板角部在穴位上刮，刮板面与皮肤呈45°，适用于肩贞穴、胸部的中府穴、云门穴等穴位的刮拭。因为角刮法便于用力，所以刮拭时不要过于生硬，避免用力过猛而伤害皮肤。

推刮法

推刮法的操作手法与面刮法大致相似，刮痧板向刮拭的方向倾斜的角度小于45°，压力大于平刮法，速度也比平刮法慢一点儿。

厉刮法

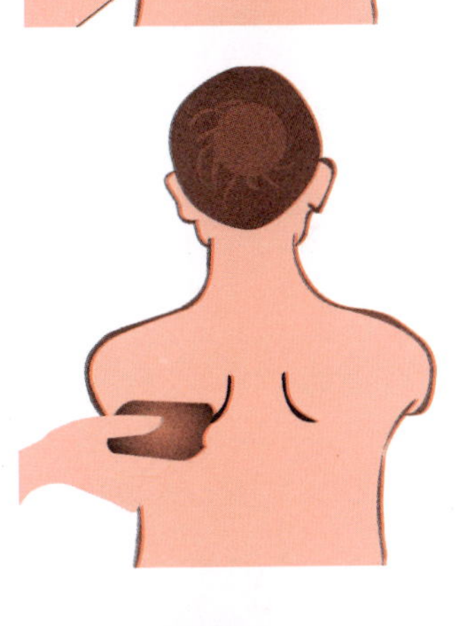

刮痧板角部与刮拭部位呈90°，刮痧板始终不离皮肤，并施以一定的压力，在约1寸长的皮肤上做短间隔前后或左右的摩擦刮拭。这种刮拭方式主要用于头部穴位的刮拭。

点按法

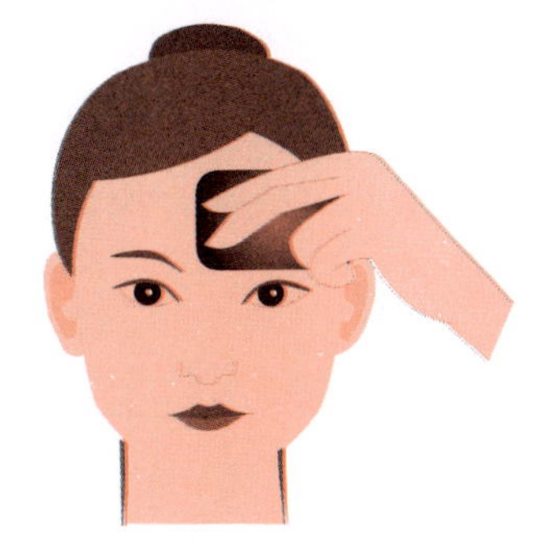

刮痧板角部与穴位呈90°，由轻到重，适用于骨骼凹陷处、关节部位、肌肉丰满处，用刮痧板棱角点按刮拭。这种手法刺激性较强，具有镇痛止痛、消除痉挛的作用，多用于实症的治疗。

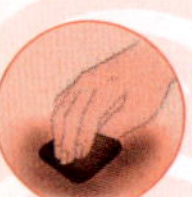

刮痧的过程及反应

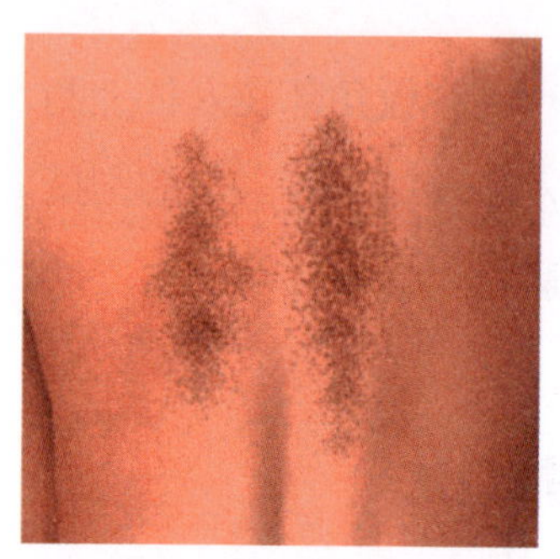

出痧

刮痧后在经脉气血淤滞的部位会出现颜色深浅不同的痧斑。

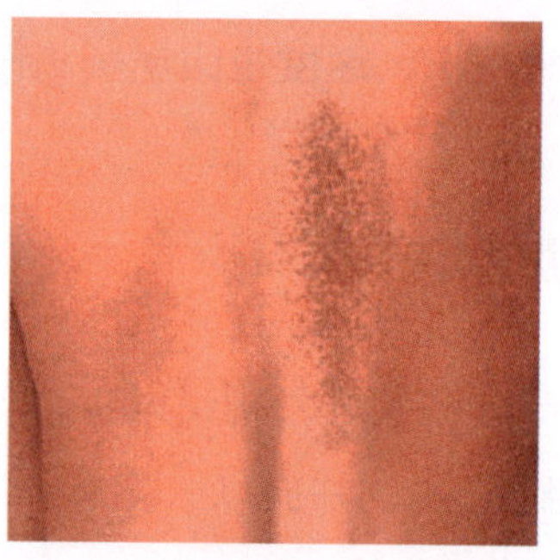

退痧

所出之痧的颜色逐渐变浅，慢慢消退。

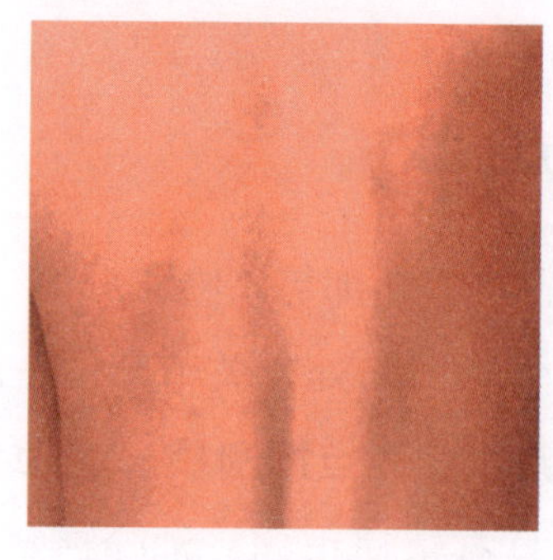

无痧

几天以后，痧被机体免疫细胞完全清除，皮肤颜色逐渐恢复正常。

常见刮痧治疗手法

“虚者补之，实者泻之。”这是中医治疗的基本法则之一。补和泻是两种相反的作用，但又相互联系，它们共同的目的都是实现阴阳平衡，增强人体的正气。所以补与泻之间的关系是对立统一的，补和泻的手法是通过刮拭的速度和按压力度的大小来决定的。从表面上看，刮痧疗法虽无直接补泻物质进入或排出机体，但依靠手法在体表一定部位的刺激，可起到促进机体功能或抑制其亢进的作用，这些作用属于补和泻的范畴。

补法：刮痧力度较小，速度较慢，刮拭时间短，这种刮拭方法多用于身体虚弱、病情严重、长久卧病的患者。

泻法：刮拭压力较大，速度较快，刮拭时间较长，这种刮痧方法适用于急症、新患病的状况。由于这种方法易引起疼痛，所以读者在选择泻法刮拭时要慎重。

平补平泻法：这种刮拭方法是补法与泻法的结合，按压力度适中，速度不快不慢，刮痧时间适中，对于大多数患者来说，平补平泻法是采用较多的刮拭手法。

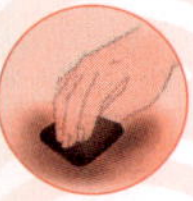

家庭常备刮痧用具

刮痧板

在民间刮痧中，所用的工具有很多，如铜钱、汤勺等，但最好选用正规的刮痧板，适合人体的身体情况，配合专业药用刮痧油。刮痧板最好专板专用，避免交叉感染。刮痧完毕后要用肥皂清洗，并在干燥、清洁的环境中存放。

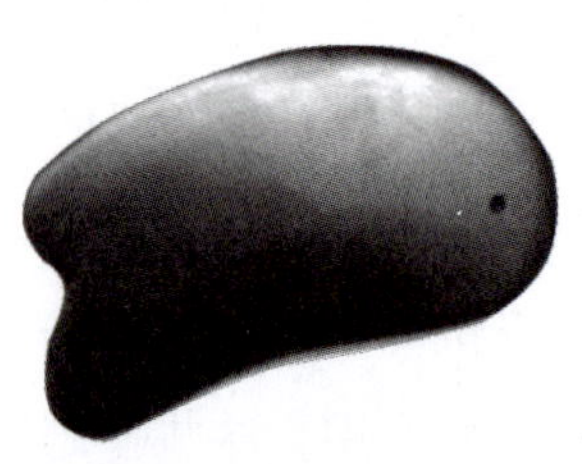

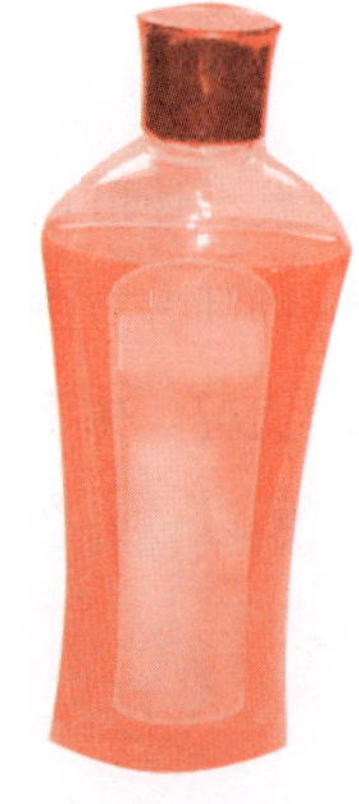

刮痧油

民间刮痧中会采用水或者蓖麻油等作为刮痧油。为了达到刮痧的最佳效果，最好去药店购买专用的刮痧油。专用的刮痧油具有清热解毒、活血化瘀、清热止痛之功效，无毒副作用，且渗透性强，润滑性好，还可保护皮肤。

毛巾或纸巾

在刮拭过程中，为避免刮痧油沾到衣服上，可以垫上干净、柔软的毛巾或者纸巾。刮痧完毕后，用干净的毛巾或纸巾擦拭残留的油迹。

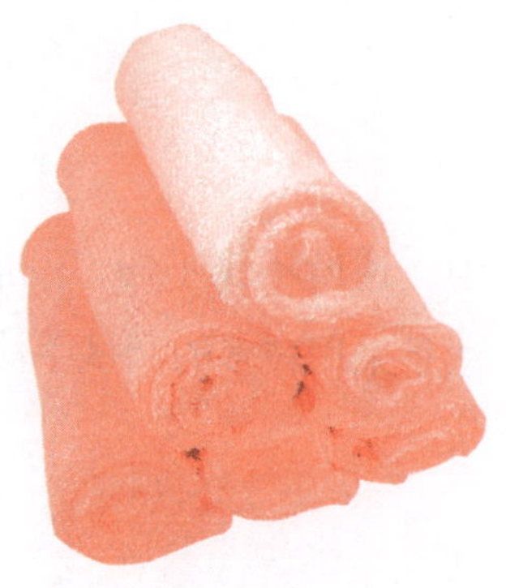

刮痧注意事项

1

刮痧时要选择空气清新、冷暖适宜的室内环境，注意避免风寒侵袭，引发新的病症。刮痧后要在室内待一段时间再自由活动。

2

刮拭穴位时要刮到出痧为止，但也不能片面要求出痧而用力刮拭。

3

刮痧过程中，刮拭部位不准确或手法不当均无副作用，读者可以安心操作。

4

刮痧后饮一杯温水，帮助人体进行新陈代谢。

第三章

常见疾病的刮痧疗法

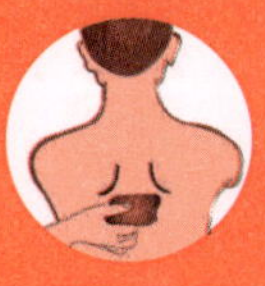
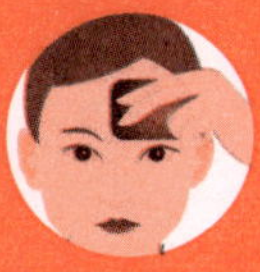
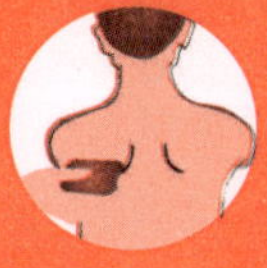

作为一种非药物特色疗法，刮痧疗法的适应病症比较广泛，不仅对感冒、消化不良、心脑血管病、神经衰弱、男科疾病、妇科疾病等常见病疗效显著，正确的刮痧方法还可以促进新陈代谢，增加身体免疫力，改善亚健康状态。刮痧疗法操作起来既简单，又方便，是行之有效的好方法。

感染性疾病

感冒

感冒是发病率相当高的病症之一，四季常有。感冒多由六淫之邪和时行病毒侵入肺部引起，主要表现为发热、鼻塞、流涕、咳嗽、头痛等症状，进而是全身乏力、头晕目眩、呕吐泻痢、口黏苔腻等症状。对相关穴位刮痧，可以起到祛邪解表、调和营卫、清暑祛湿的作用，可以很快地缓解感冒症状。

【刮痧穴位】

胆经：风池

督脉：大椎

膀胱经：风门

肺经：中府　孔最

任脉：中脘

大肠经：合谷

胃经：足三里

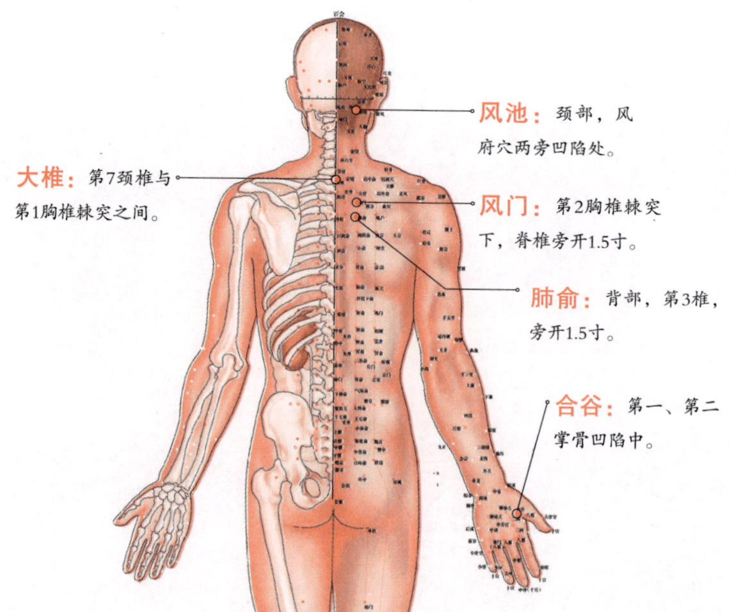

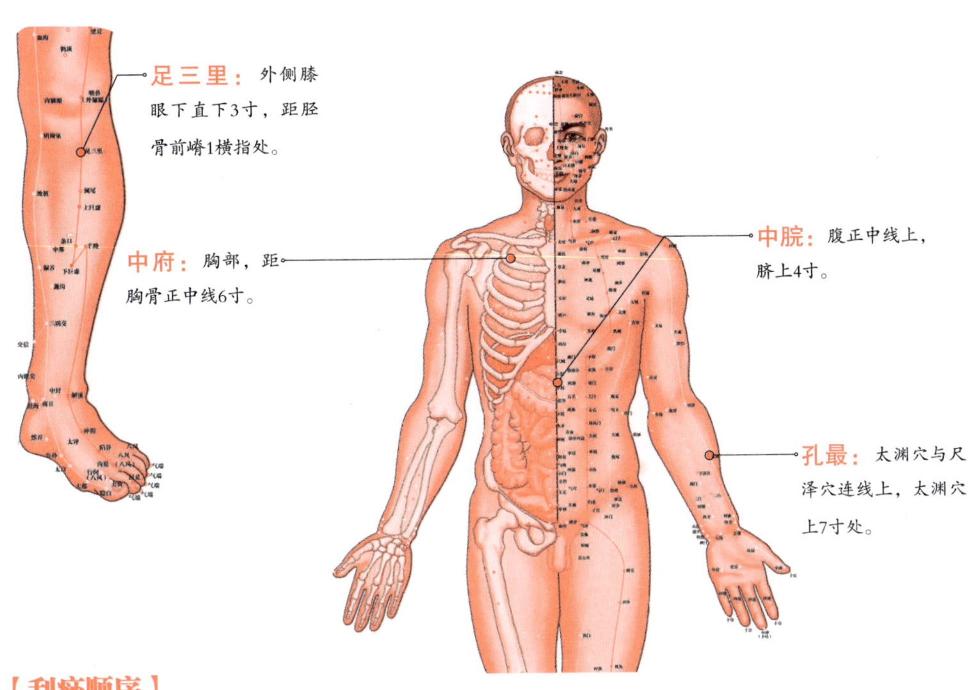

【刮痧顺序】

第一步： 用单角刮法刮拭风池穴，并用面刮法刮颈部大椎穴及肺俞穴。

第二步： 用单角刮法刮前胸部中府穴，由内而外。

第三步： 用面刮法从上到下刮拭手臂上的孔最穴、合谷穴，并用同样的方法刮拭小腿正前方的足三里穴。

饮食宜忌

宜食： 西红柿、酸奶、姜糖水、坚果，饮食应以清淡为主。

忌食： 茶、冷饮、辛辣食物、蜂蜜。

食疗良方

红糖蛋花汤： 将鸡蛋打在碗中，搅匀，并将煮沸的红糖水倒入盛有鸡蛋的碗中，1岁以上的宝宝食用可再加一片生姜，祛寒暖胃，且利于消化吸收。

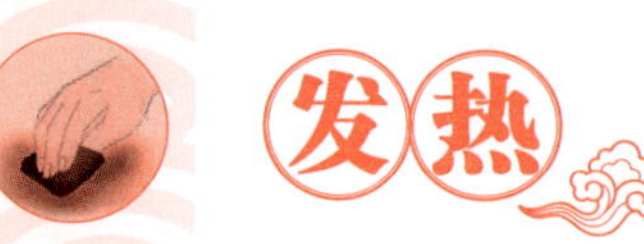

发热

一般认为只要体温超过37.4℃，就是发热，原则上不超过38.5℃一般不考虑采取药物降温的办法，不要随便吃退烧药，可以用温毛巾擦拭身体，实行物理降温。根据发热原因的不同，可分为感染性和非感染性两种。若是怀疑有发热症状，要在安静时测量体温。

【刮痧穴位】

胆经： 风池

督脉： 大椎

膀胱经： 风门　大杼

大肠经： 曲池　合谷

肾经： 复溜

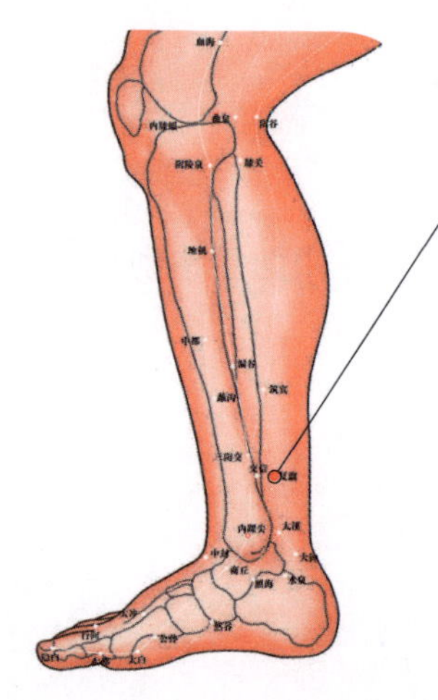

复溜： 太溪穴上2寸，跟腱之前缘。

【刮痧顺序】

第一步： 用角刮法从颈部至脊背部对风池、大椎、风门和大杼穴进行刮拭。

第二步： 在小手臂阳面刮拭曲池穴。

第三步： 用平面按揉法刮拭第一、第二掌骨结合部的合谷穴。

第四步： 用面刮法刮拭小腿阴面的复溜穴。

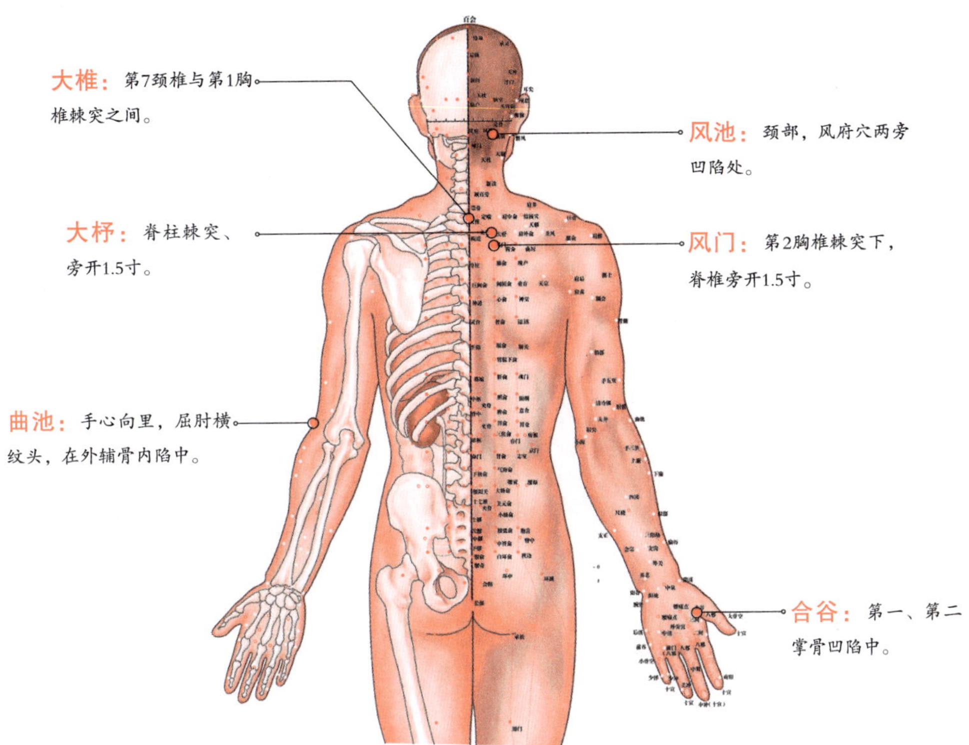

饮食宜忌

宜食：充足的水、牛奶、米汤、绿豆汤。

忌食：鸡蛋、冷饮、糖、蜂蜜。

食疗良方

荷叶粥：新鲜荷叶一张，洗净煮汤500毫升左右，用滤出的荷叶水加粳米100克、白砂糖适量煮粥，每天早晚食用。切记不要强制患者进食，并让其持续补充水分。

消化系统疾病

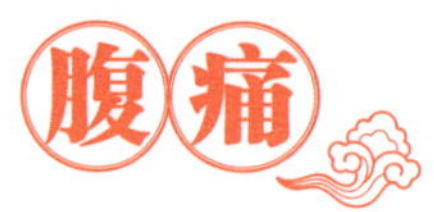

腹痛

引起腹痛的原因很多，涉及的病种范围广，内科、外科的疾病都可导致腹痛，多是由腹部组织和腹腔脏器器质性病变或功能紊乱所致。腹痛的症状主要表现为腹部疼痛，初期有烦躁不安、面容痛苦、倦怠、呼吸加快的症状，严重者会出现发热、呕吐的症状。

【刮痧穴位】

任脉：中脘　关元

胃经：天枢　梁丘

膀胱经：肾俞　大肠俞

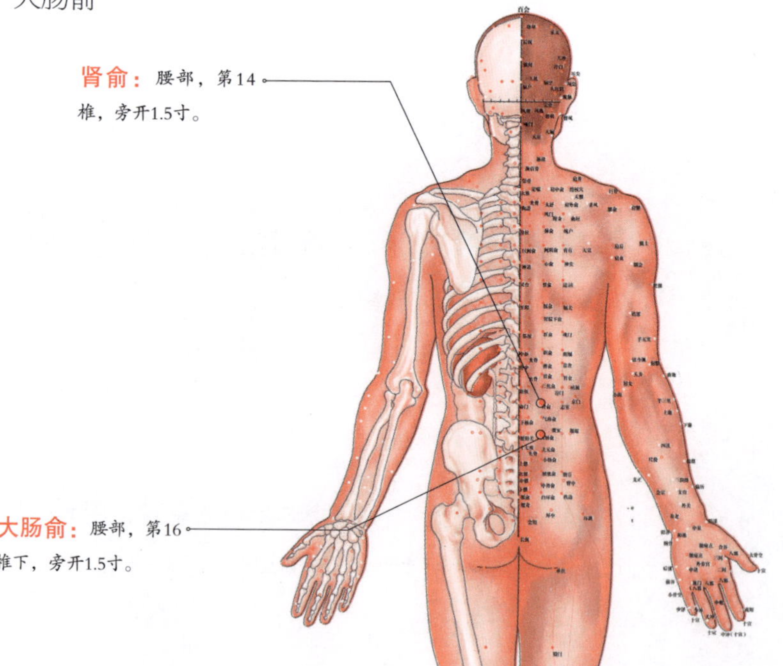

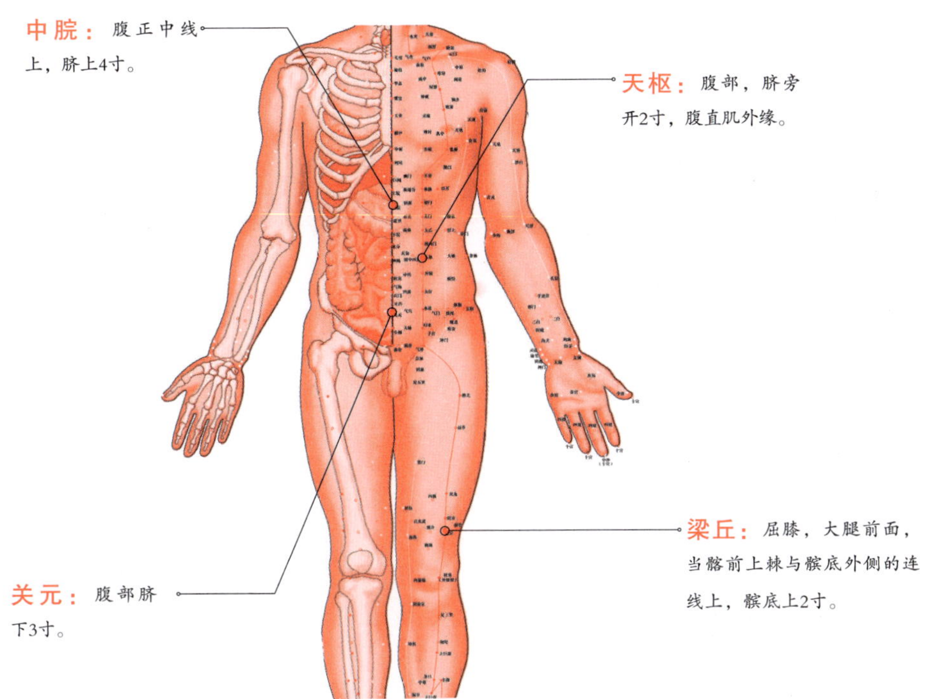

【刮痧顺序】

第一步：用面刮法刮拭腹部的中脘穴、天枢穴、关元穴。

第二步：用面刮法从上到下刮拭肾俞穴至大肠俞穴。

第三步：用面刮法刮拭腿部的梁丘穴。

食疗良方

葱白粥：葱白5克、粳米50克。将粳米洗净后与葱白一同放入锅中，加适量清水煮成粥即可。本方具有调中和胃的作用，主治小儿腹痛。

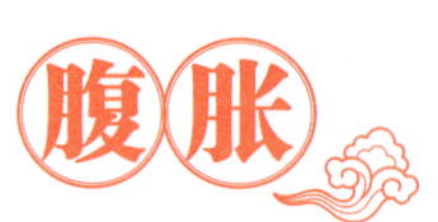

腹胀是胃肠道内积存了过量的气体所致，主要表现为腹胀和腹部气体滞留两种现象。当胃肠积气过多时，患者可感到腹部不适，表现为嗳气、腹胀、肠鸣亢进，有时会腹痛。

【刮痧穴位】

督脉： 至阳

膀胱经： 肝俞　脾俞　胃俞　大肠俞　小肠俞　关元俞

任脉： 上脘　中脘　建里　下脘　气海

胃经： 足三里　天枢

肝经： 太冲

足三里： 外侧膝眼下直下3寸，距胫骨前嵴1横指处。

太冲： 足部，第一、第二趾骨间。

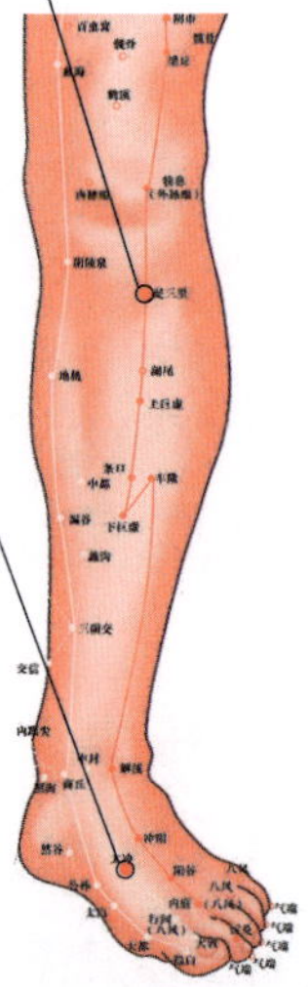

中脘： 腹正中线上，脐上4寸。

上脘： 腹部，前正中线上，脐上3.5寸。

建里： 腹部，前正中线上，中脘下1寸处。

下脘： 脐上2寸。

气海： 下腹部，脐下1.5寸。

天枢： 腹部，脐旁开2寸，腹直肌外缘。

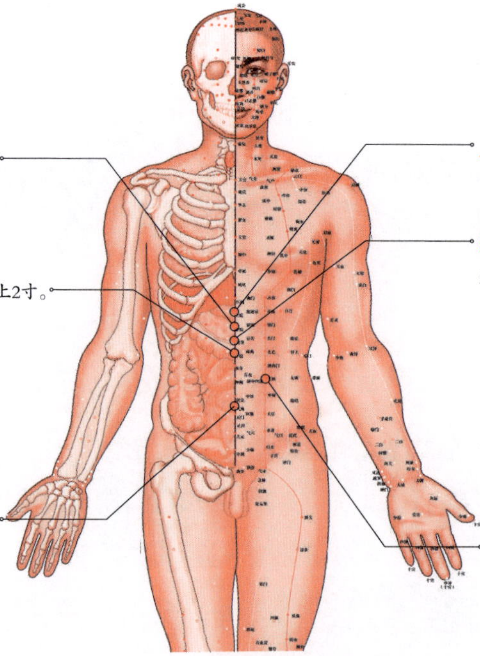

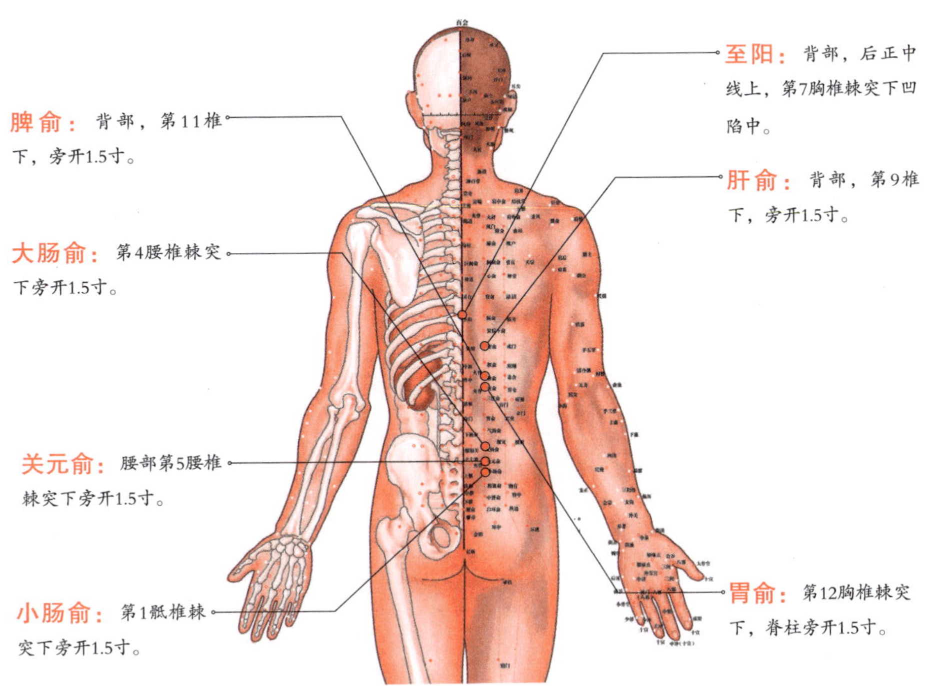

【刮痧顺序】

第一步： 用面刮法刮拭足太阳经肝俞穴至胃俞穴段和大肠俞穴至小肠俞穴。

第二步： 用面刮法刮拭腹部的上脘至下脘段，用同样的方法刮拭气海穴、天枢穴。

第三步： 用平面按揉法刮拭足三里穴，用垂直按揉法刮拭太冲穴。

饮食宜忌

宜食： 流质食物、温水、鸡蛋羹。

忌食： 花生、蚕豆、羊肉。

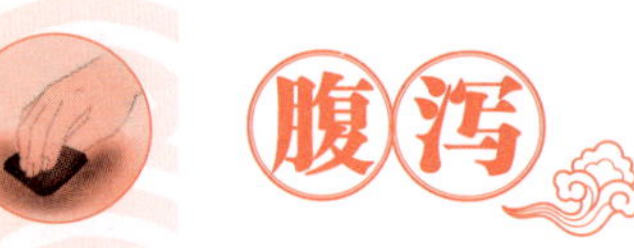

腹泻是指大便增多、粪便稀薄甚至泻出的粪便如水的一种疾病，发病原因主要是饮食不当、脾胃不和等，严重的可能会导致脱水和电解质紊乱。夏秋季发病率最高，根据病因可分为感染性腹泻和非感染性腹泻两种。

【刮痧穴位】

督脉：身柱

膀胱经：大肠俞

胃经：天枢　足三里

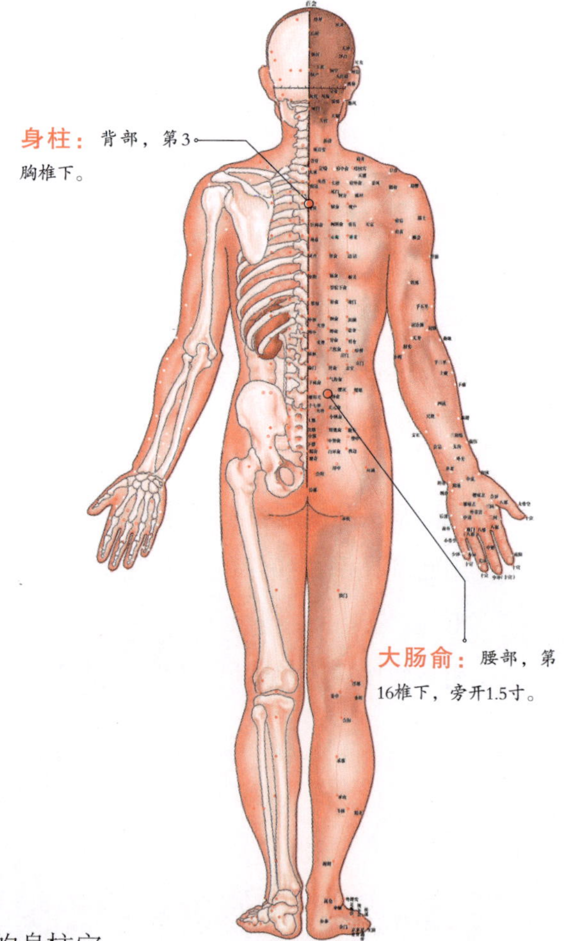

【刮痧顺序】

第一步：用面刮法刮拭脊背部的身柱穴。

第二步：用面刮法刮拭腰部的大肠俞穴，用同样的方法刮拭腹部的天枢穴。

第三步：用平面按揉法刮拭小腿正前方的足三里穴。

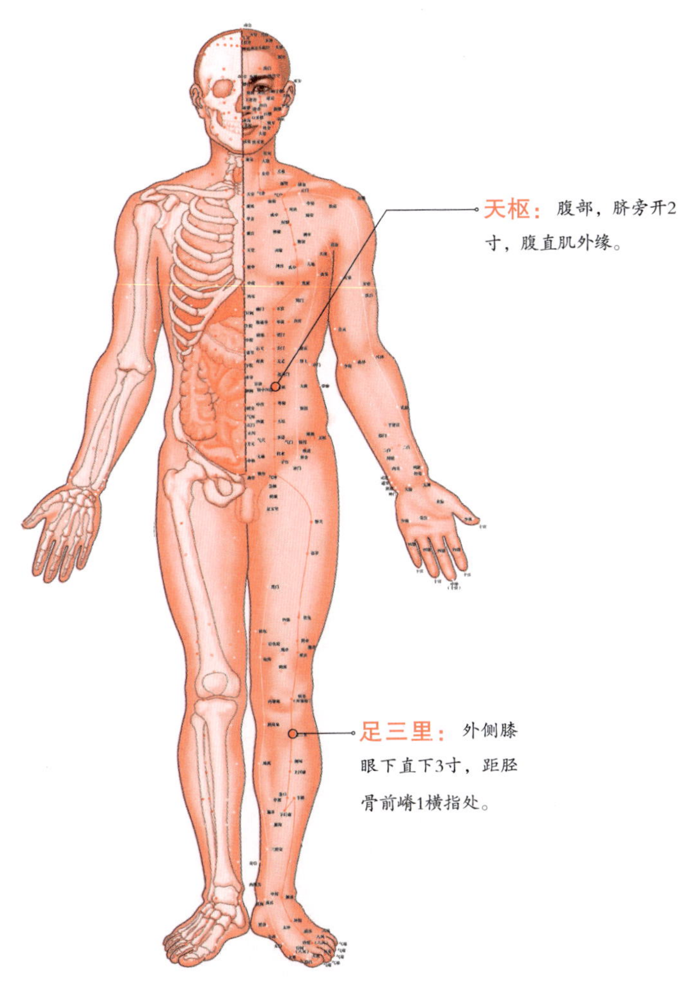

饮食宜忌

宜食：开水、果汁、胡萝卜汤、苹果、藕粉。

忌食：牛奶、豆类及豆制品、鸡蛋、肉。

食疗良方

焦米汤：将米粉或奶膏研磨成粉，炒至焦黄，再加水和适量的糖，煮沸成稀糊状即可。焦米汤易于消化，它的碳化结构还有较好的吸附、止泻作用，是治疗婴儿腹泻的首选食品。

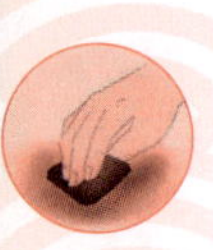

痢疾

痢疾多是由于饮食不洁引起的，是一种因肠胃着凉、疲劳、饥饿等原因而引发的肠道传染病，一般发于夏秋两季，主要表现为突然发热、腹痛腹泻、里急后重、排泄带有脓血的大便。

【刮痧穴位】

任脉：气海

胃经：天枢　上巨虚

大肠经：曲池　合谷

脾经：阴陵泉

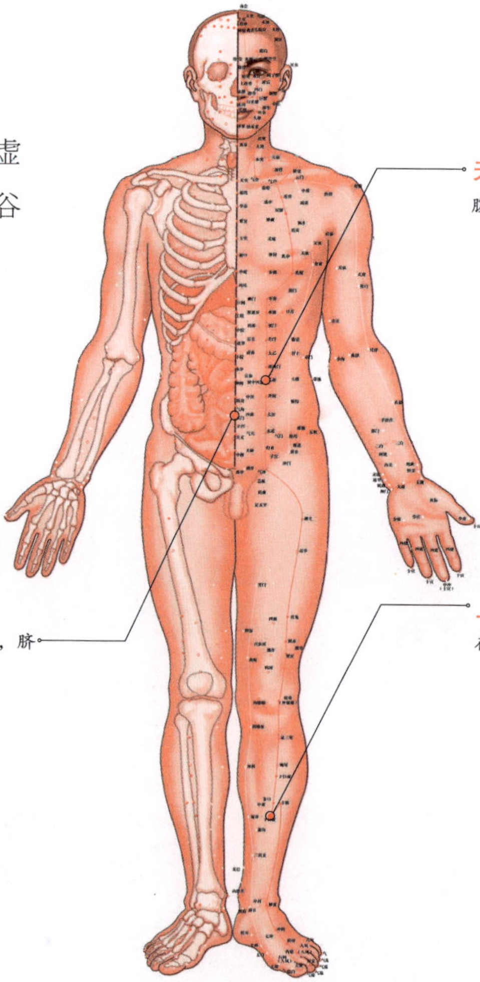

天枢：腹部，脐旁开2寸，腹直肌外缘。

上巨虚：足三里穴下3寸，在腓骨、胫骨之间。

气海：下腹部，脐下1.5寸。

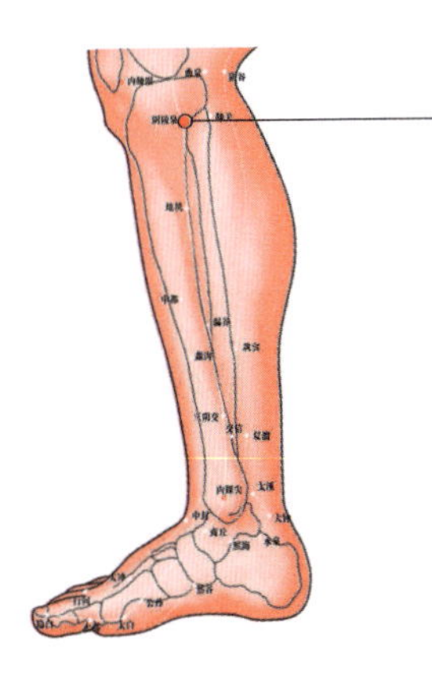

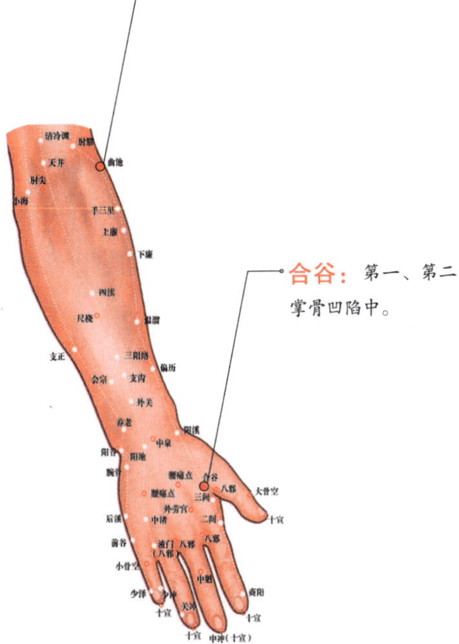

【刮痧顺序】

第一步：用面刮法刮拭腹部的气海穴、天枢穴。

第二步：用面刮法刮拭小腿正前方的上巨虚穴。

第三步：若患者伴有发热症状，则可刮拭前臂阳面的曲池穴、合谷穴。

第四步：若患者伴有湿重症状，则可刮拭小腿内侧的阴陵泉穴。

饮食宜忌

宜食：米汤、藕粉、菜汤、果汁、盐开水。

忌食：油腻、荤腥、生冷、干硬的食物以及牛奶、鸡蛋、蔗糖。

食疗良方

萝卜姜汁：萝卜汁60克、姜汁15克、蜜糖30克、浓茶1杯，和匀蒸熟后服用，每日2次。

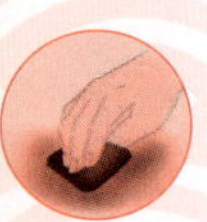

消化不良

消化不良是由非感染性及饮食因素引起的胃肠疾患，主要表现为每日大便多次，呈蛋花样或水样，黄色或黄绿色，有白色小块，大便酸臭，小儿不思乳食，腹满胀痛，会有低热、溢奶等现象发生。

【刮痧穴位】

任脉： 中脘

胃经： 天枢　足三里

膀胱经： 脾俞　胃俞

足阴经： 三阴交

中脘： 腹正中线上、脐上4寸。

天枢： 腹部，脐旁开2寸，腹直肌外缘。

三阴交： 下肢，内踝尖上3寸。

足三里： 外侧膝眼下直下3寸，距胫骨前嵴1横指处。

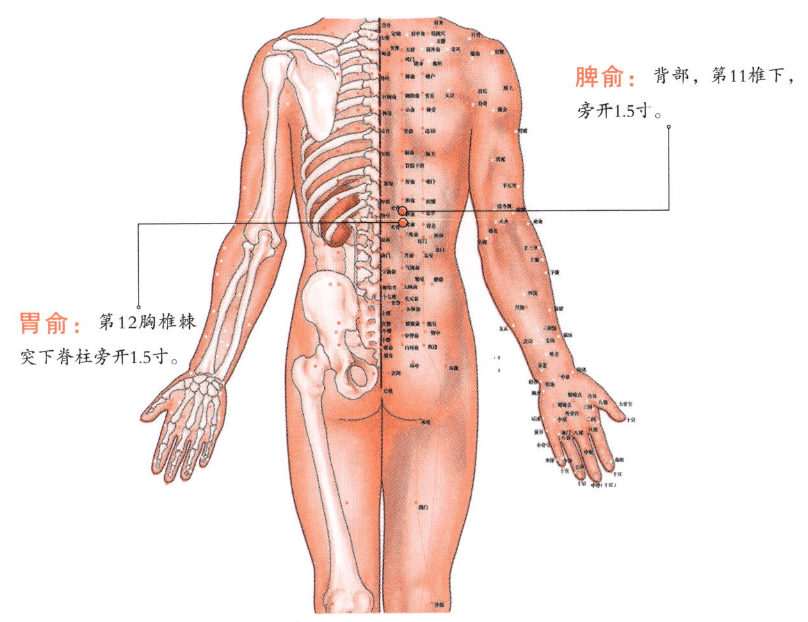

【刮痧顺序】

第一步： 用面刮法刮拭腹部的中脘穴、天枢穴，用同样的方法刮拭脊背部的脾俞穴、胃俞穴。

第二步： 用平面按揉法或面刮法刮拭小腿正前方的足三里穴。

第三步： 用平面按揉法或面刮法刮拭小腿内侧的三阴交穴。

食疗良方

山楂粥： 山楂20克、粳米100克、白糖10克。先将山楂入砂锅煎煮，取浓汁去渣，然后加入粳米、白糖、水适量煮粥。佐食或当点心食用，不宜空腹食用，7天为一个疗程。

红萝卜煎水： 红萝卜适量，加红糖或加茶叶同煎，治疗婴儿单纯性消化不良。

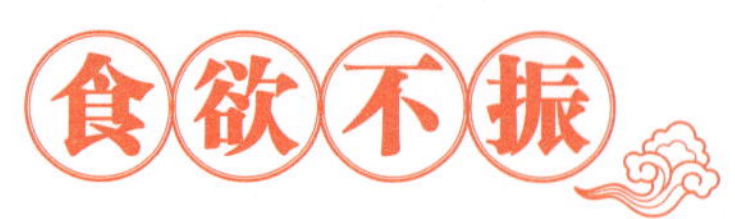

食欲不振是指没有吃东西的欲望。一般而言，脾胃功能的失调会影响食欲的变化，主要表现为进食后反胃、消化不良，容易腹泻、排泄溏便。想要改善这种情况，就要从健脾开胃入手，帮助患者进食。

【刮痧穴位】

督脉：哑门　身柱　命门

膀胱经：天柱　膈俞　肾俞

任脉：中脘　神阙

胃经：足三里

脾经：公孙

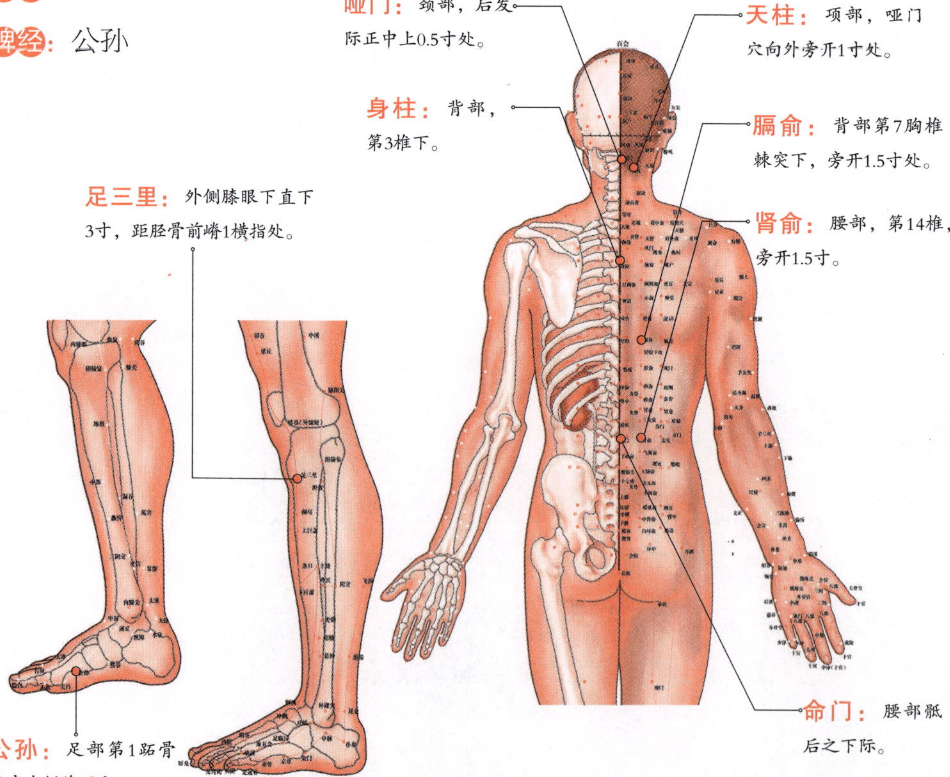

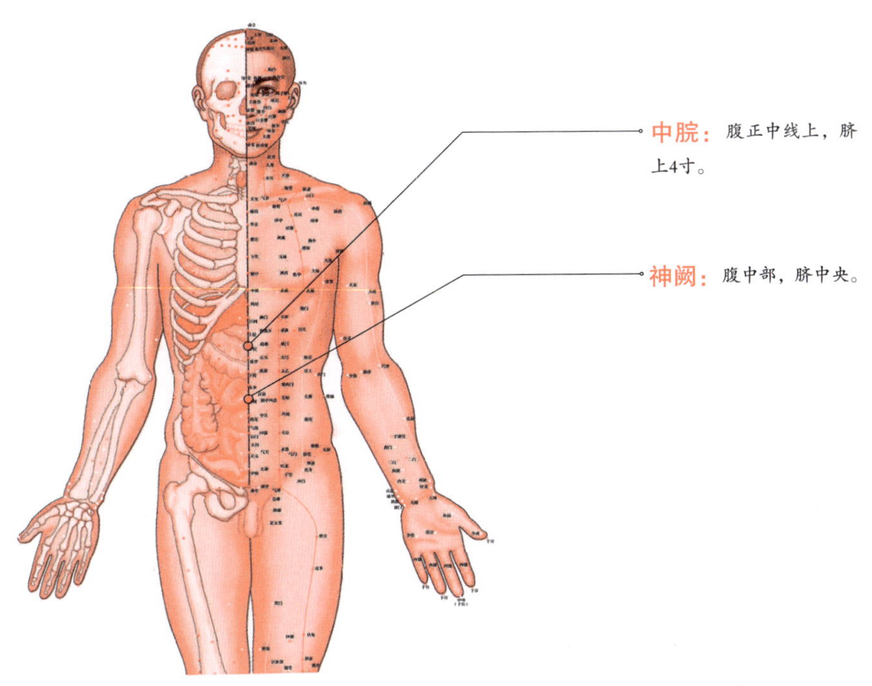

【刮痧顺序】

第一步： 用单角刮法刮拭后颈部的哑门穴、天柱穴。

第二步： 用面刮法刮拭脊椎的身柱穴、膈俞穴、命门穴、肾俞穴，用同样的方法刮拭腹部的中脘穴、神阙穴。

第三步： 用平面按揉法刮拭小腿正前方的足三里穴。

第四步： 用面刮法刮拭足内侧的公孙穴。

食疗良方

大枣粥： 大枣10颗，粳米50克，冰糖适量。将粳米、大枣一同熬粥，熬好后加入冰糖即可。

山楂麦芽饮： 山楂10克，炒麦芽10克，红糖适量。将山楂、麦芽熬汁100毫升，加上红糖，可作为小儿的饮料。

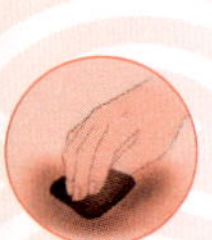

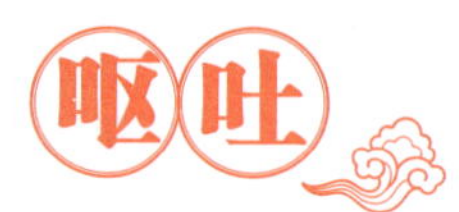

呕吐

呕吐的发病率较高，发病原因非常复杂，咽喉、肠道、心脏系统受到阻塞、感染或者服药不慎都可能引发呕吐。轻者在呕吐后一般可自愈，但严重者会造成脾胃虚弱、气血不足等后果。

【刮痧穴位】

心包经：内关

任脉：天突　中脘

胃经：足三里

脾经：公孙

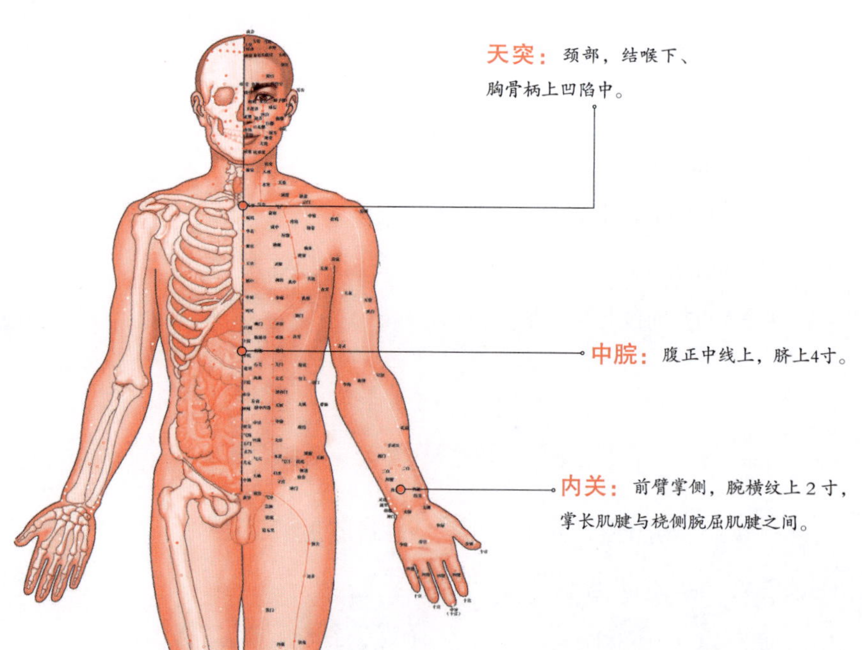

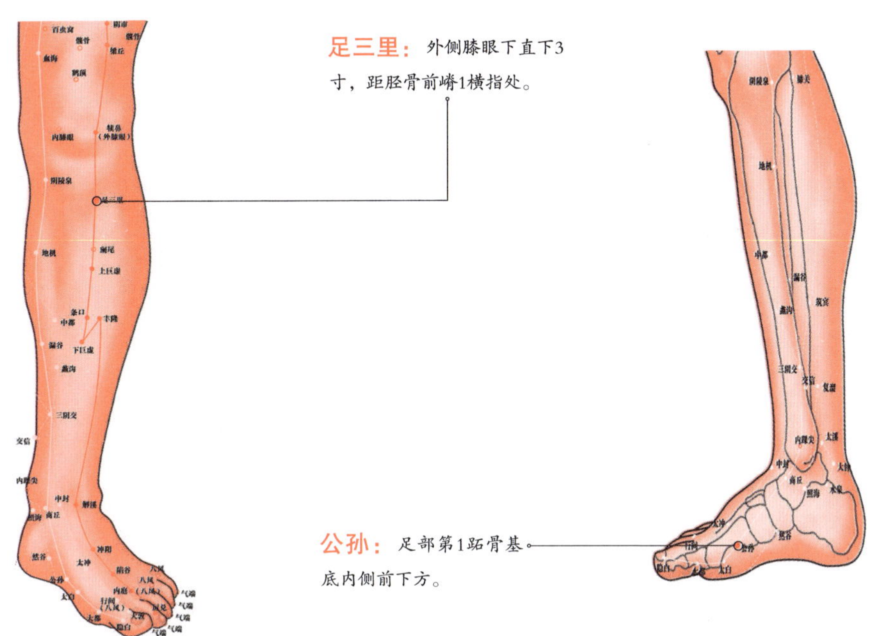

【刮痧顺序】

第一步：用角刮法刮拭前颈下窝的天突穴。

第二步：用面刮法刮拭腹部的中脘穴，用同样的方法从上到下刮拭前手臂阴面的内关穴。

第三步：用平面按揉法刮拭小腿正前方的足三里穴，用同样的方法刮拭足内侧的公孙穴。

饮食宜忌

宜食：姜糖水，做法如下：生姜、醋、红糖各适量，将生姜洗净切片，用醋浸腌24个小时，然后取出姜片，加适量红糖，以沸水冲泡片刻，代茶饮。

忌食：油腻、生冷、油炸食品。

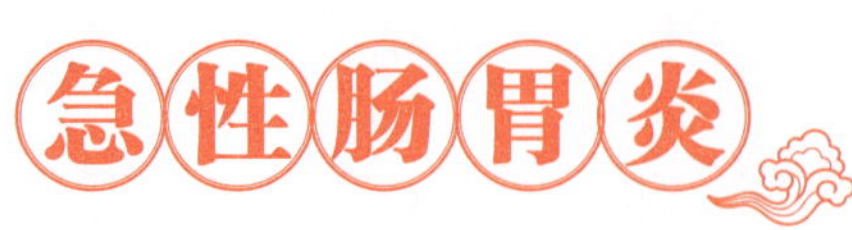

急性肠胃炎

急性肠胃炎是在患者胃肠黏膜发病的急性炎症，多由于饮食不当、暴饮暴食或食物变质等原因引起，多发于夏秋两季。孩子对食物的质量没有辨别能力，因此在无人看管的情况下，很容易因吃不洁的食物引起急性肠胃炎。

【刮痧穴位】

任脉：中脘　水分　气海

胃经：梁门　天枢　梁丘　足三里

大肠经：温溜

心包经：内关

膀胱经：大肠俞　胃俞

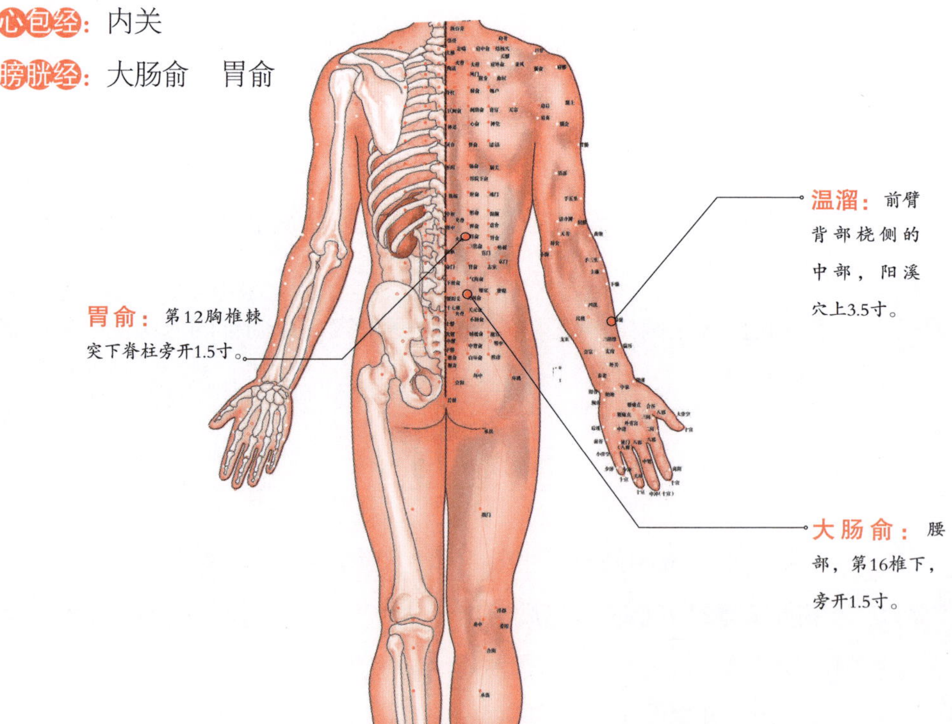

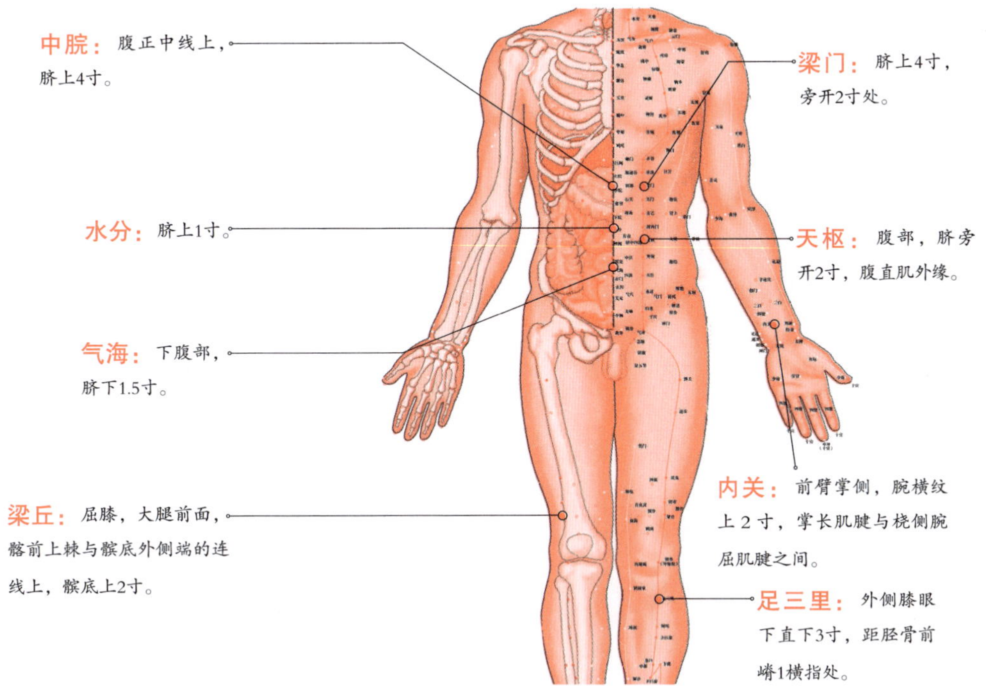

【刮痧顺序】

第一步： 用面刮法刮拭腹部的中脘穴、水分穴、梁门穴、天枢穴、气海穴。

第二步： 用面刮法刮拭前臂阴面的内关穴，用同样的方法刮拭前臂阳面的温溜穴。

第三步： 用平面按揉法刮拭腿部的足三里穴，用面刮法刮拭梁丘穴。

第四步： 用面刮法刮拭脊背部的胃俞穴、大肠俞穴。

饮食宜忌

宜食： 母乳、米汤、藕粉、菜汁、鲜榨果汁。

忌食： 咖啡、冷饮、肥肉。

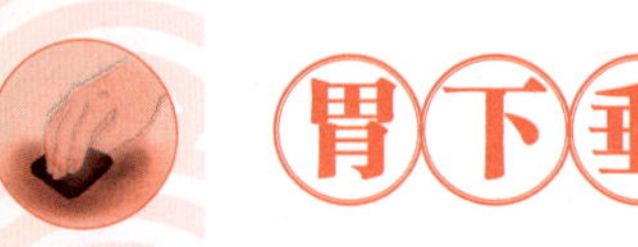

胃下垂是指胃体下降至生理最低线以下位置的病症，主要是由于长期饮食失节或劳倦过度，使中气下降、胃气升降失常所致，患者感到腹胀、恶心、嗳气、胃痛，偶有便秘、腹泻或交替性腹泻以及便秘。

【刮痧穴位】

督脉：百会

脾经：大横

任脉：中脘　气海

膀胱经：胃俞

胃经：足三里　上巨虚

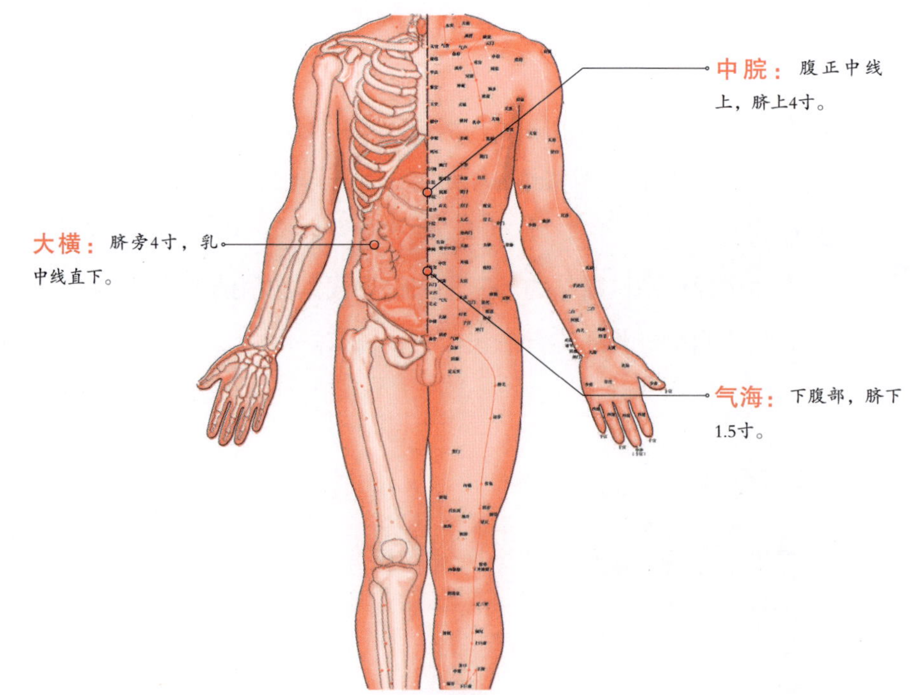

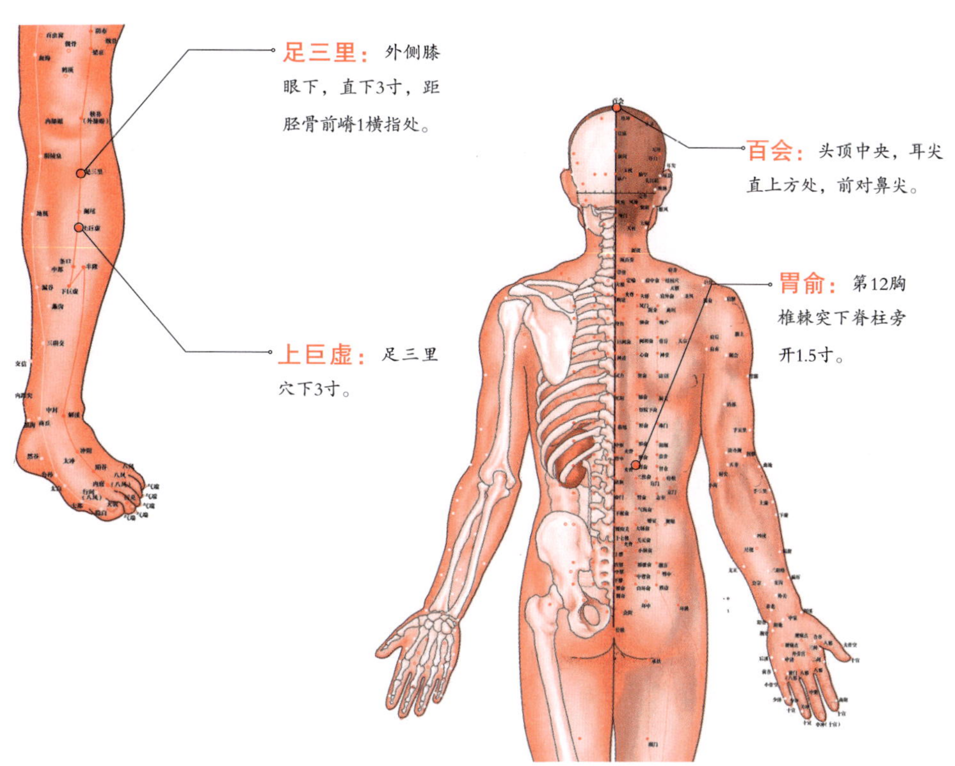

【刮痧顺序】

第一步： 用单角刮法刮拭头顶的百会穴。

第二步： 用面刮法刮拭腹部的中脘穴、气海穴、大横穴，用同样的方法刮拭脊背部的胃俞穴。

第三步： 用面刮法从上向下刮拭小腿正前方的足三里穴、上巨虚穴。

饮食宜忌

宜食： 流质主食、豆腐、半熟鸡蛋。

忌食： 辛辣的食物及咖啡、可乐、花生、蚕豆。

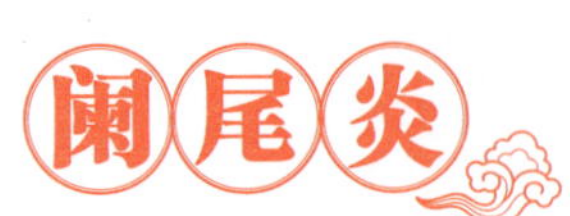

阑尾炎

阑尾炎可分为急性阑尾炎和慢性阑尾炎两种。急性阑尾炎的特点是右下腹疼痛，并伴有发热、恶心、呕吐等症状，严重时可发生穿孔，形成腹膜炎。慢性阑尾炎没有典型的症状表现，多是急性阑尾炎发作之后，因为管腔狭窄或闭合，周围粘连，使阑尾运动功能失常或压迫阑尾壁神经末梢等引起腹痛。

【刮痧穴位】

任脉： 下脘　气海

胃经： 大巨　梁丘　足三里　上巨虚

大肠经： 温溜　合谷

膀胱经： 大肠俞

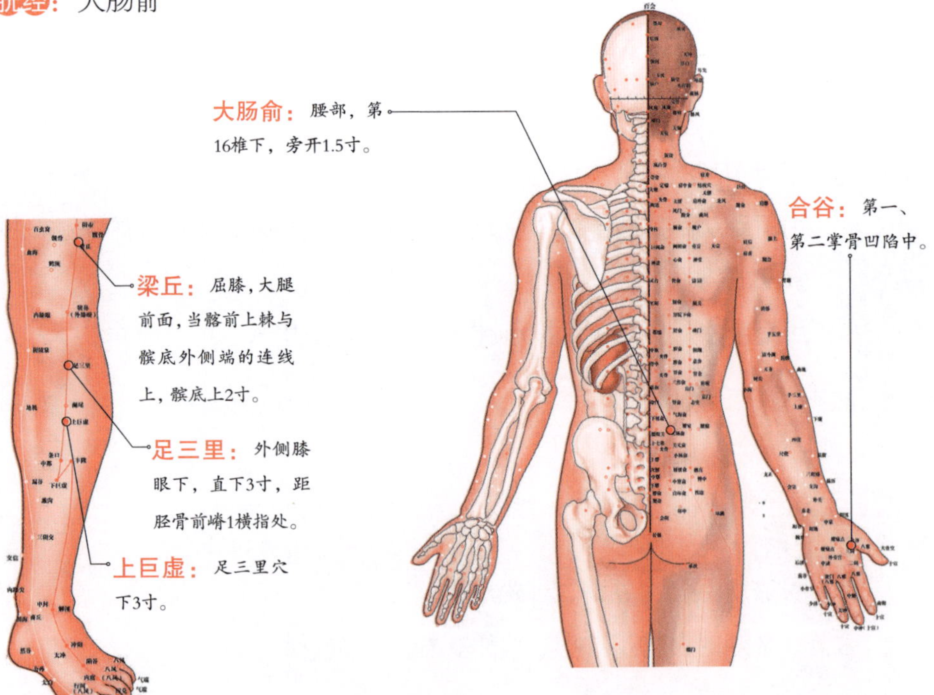

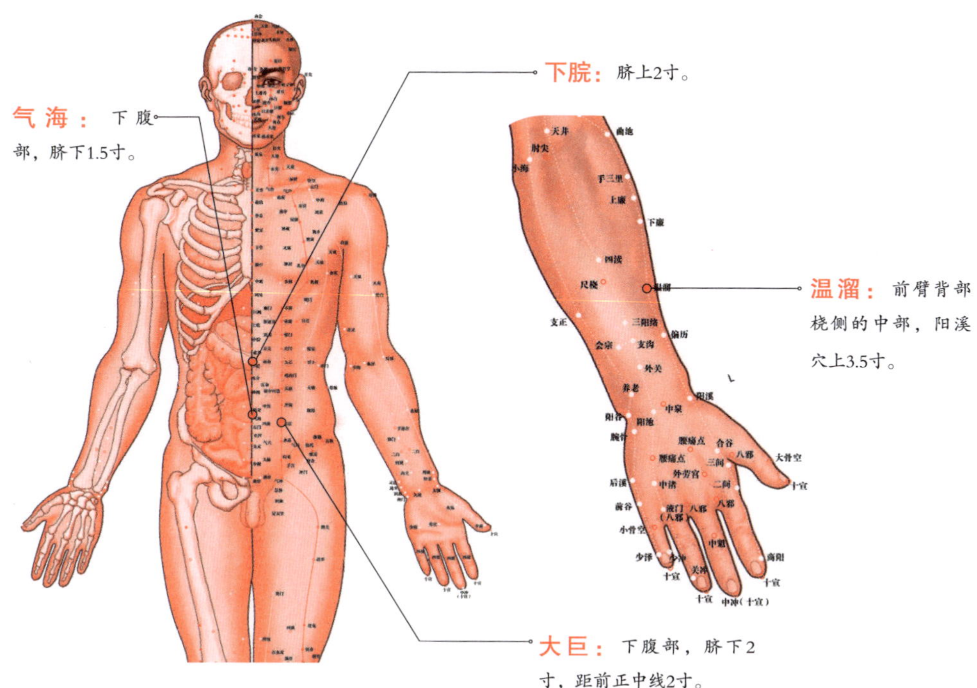

【刮痧顺序】

第一步：用面刮法刮拭腹部的下脘穴、气海穴、大巨穴；用同样的方法刮拭腰部的大肠俞穴。

第二步：用面刮法刮拭膝盖上方的梁丘穴。

第三步：用面刮法刮拭小腿正前方的足三里穴、上巨虚穴。

第四步：用面刮法从上到下刮拭温溜穴、合谷穴。

饮食宜忌

宜食：汤类食物，藕粉、牛奶、鸡蛋羹。

忌食：羊肉、芹菜、黄豆、火腿、白菜、韭菜。

食疗良方

芹菜瓜仁汤：芹菜30克，冬瓜仁20克，藕节20克，野菊花 30克。用水煎，每日分两次服用。

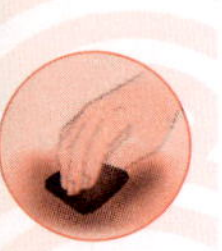

水泄

水泄的症状与腹泻相似，泻下如稀水，似水下注。《杂病源流犀烛·泄泻源流》：“水泄，肠鸣如雷，一泄如注，皆是水。”主要是患者吃了生冷、有刺激性、难以消化的食物，主要症状是大便次数增多且呈蛋花状，水分多，有腥臭味。

【刮痧穴位】

膀胱经： 大肠俞

任脉： 水分

胃经： 天枢　足三里

大肠俞： 腰部，第16椎下，旁开1.5寸。

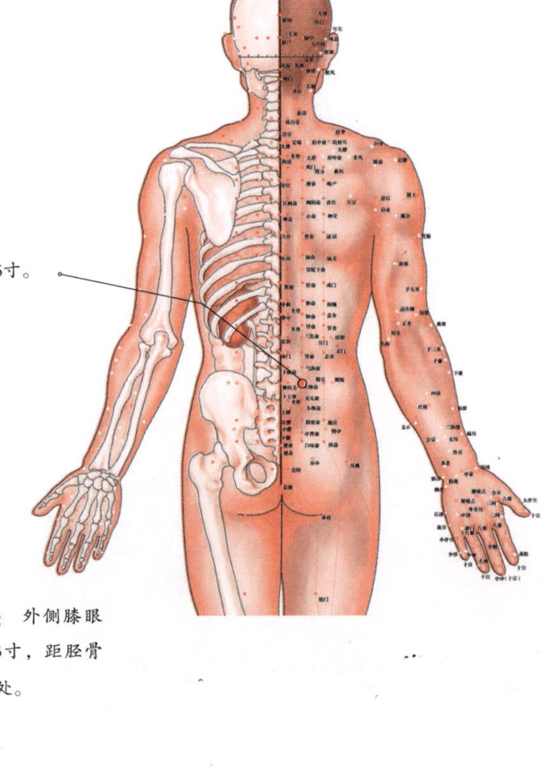

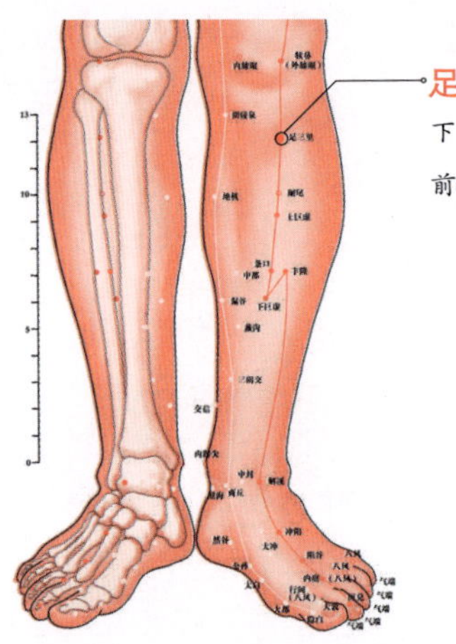

足三里： 外侧膝眼下，直下3寸，距胫骨前嵴1横指处。

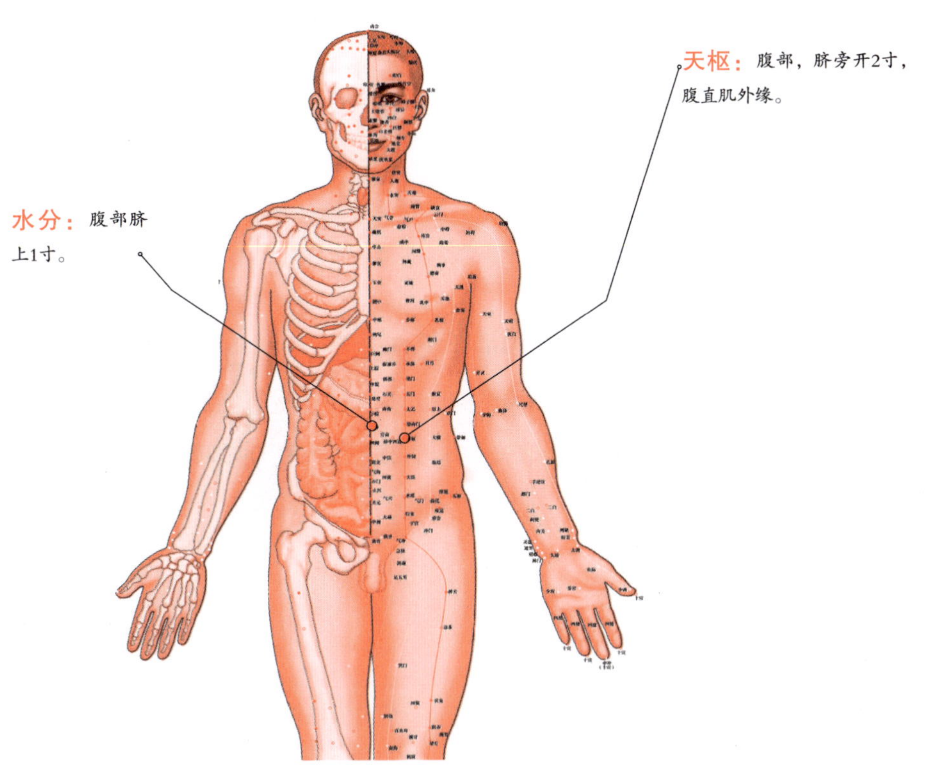

【刮痧顺序】

第一步：用面刮法刮拭腹部的大肠俞穴。

第二步：用面刮法刮拭腹部的水分穴、天枢穴。

第三步：用平面按揉法刮拭小腿正前方的足三里穴。

饮食宜忌

宜食：白粥、果汁、浓度约9%的生理盐水。

忌食：牛奶及油腻的食物。

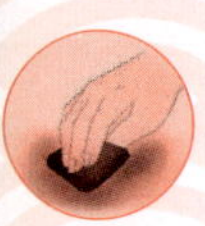

肺部疾病

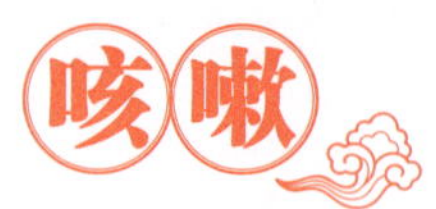

咳嗽

咳嗽是呼吸道系统疾病当中的常发疾病之一。当呼吸道黏膜有炎症或受到异物、分泌物等物质的刺激时，即会反射性地引起咳嗽。外寒入侵引起急性咳嗽时，若不及时治疗，有可能会转为长期咳嗽，使病症加重，并可能引发哮喘。

【刮痧穴位】

任脉： 廉泉　天突　紫宫　玉堂　膻中　璇玑　华盖

膀胱经： 肺俞　定喘

肺经： 中府

胃经： 人迎

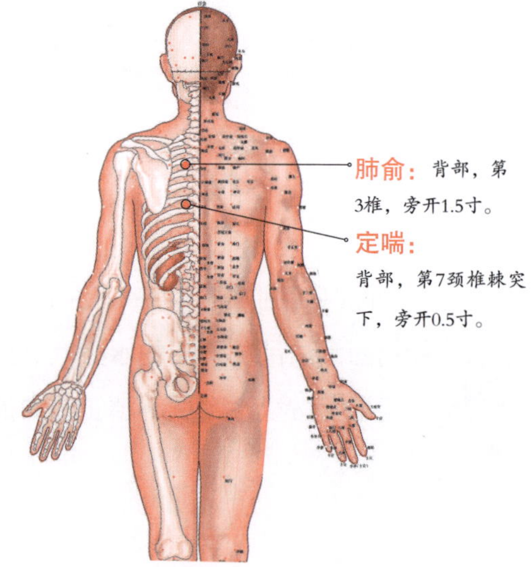

【刮痧顺序】

第一步： 用面刮法刮拭颈部的廉泉穴、天突穴、人迎穴。

第二步： 用面刮法，由天突穴至膻中穴自上而下刮拭。

第三步： 用面刮法从上而下刮拭脊椎定喘穴、肺俞穴。

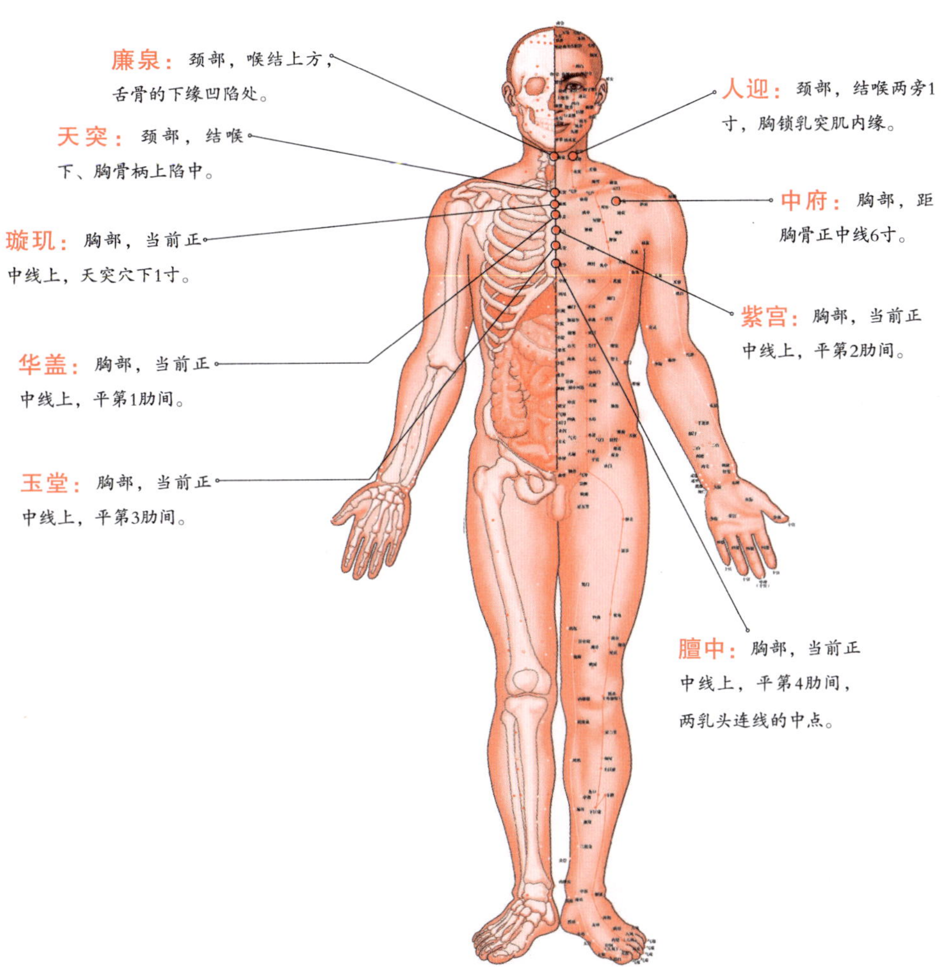

饮食宜忌

宜食：柿子、西瓜、枇杷、荸荠、冬瓜汤。

忌食：羊肉、荔枝、桂圆、辣椒、蚕蛹。

食疗良方

山药粥：山药去皮，切成小块放入食品粉碎机内，再加半碗水，将山药加工成稀糊状。然后倒入锅中并加热，同时不停地搅动，烧开即可，空腹时食用。

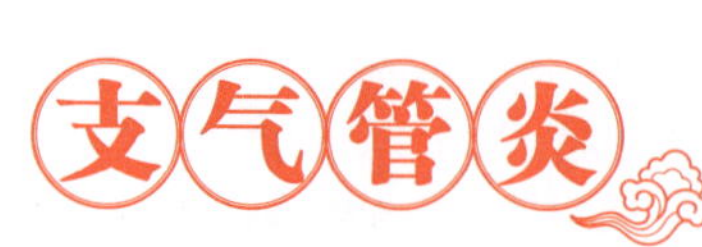

支气管炎很常见，一年四季都可能发病，一般在冬春季节的时候会达到高峰。发病过程伴随鼻塞、流涕、咳嗽、发热等症状，大都继发于上呼吸道感染。在发病开始时，先有上呼吸道感染的症状，如鼻塞、流涕。

【刮痧穴位】

膀胱经：风门　肺俞

肺经：尺泽　太渊

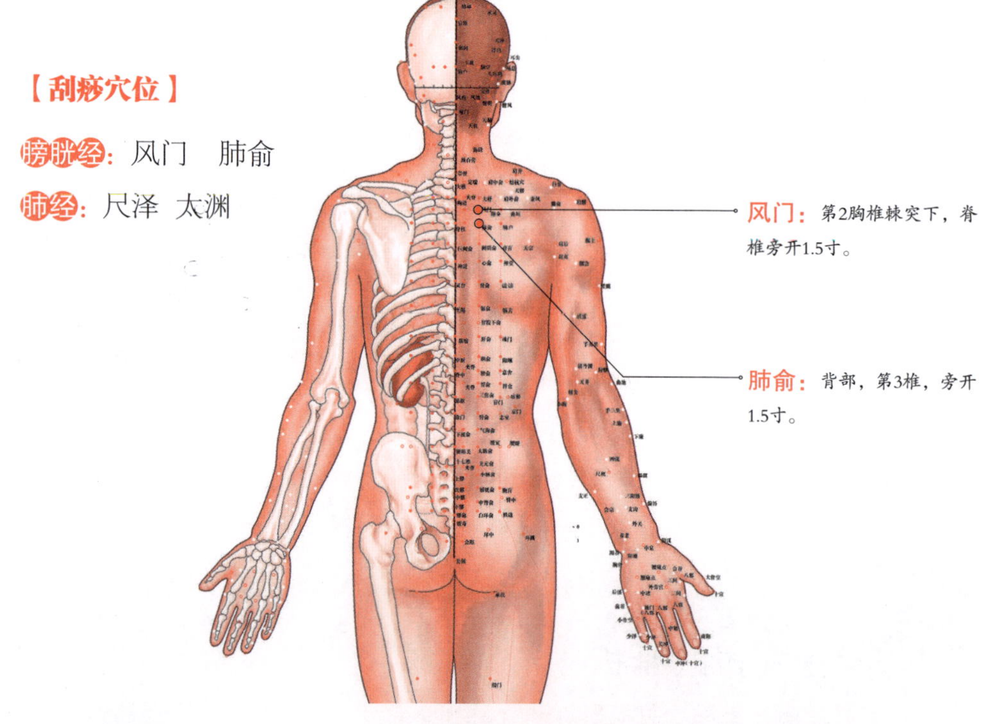

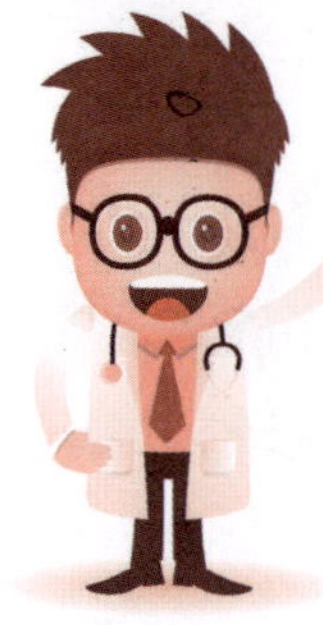

支气管炎患者要注意休息，保持卧室空气的流通，保持适宜的温度和湿度。多食易消化的食物，多饮开水，注重身体，特别是胸部的保暖。

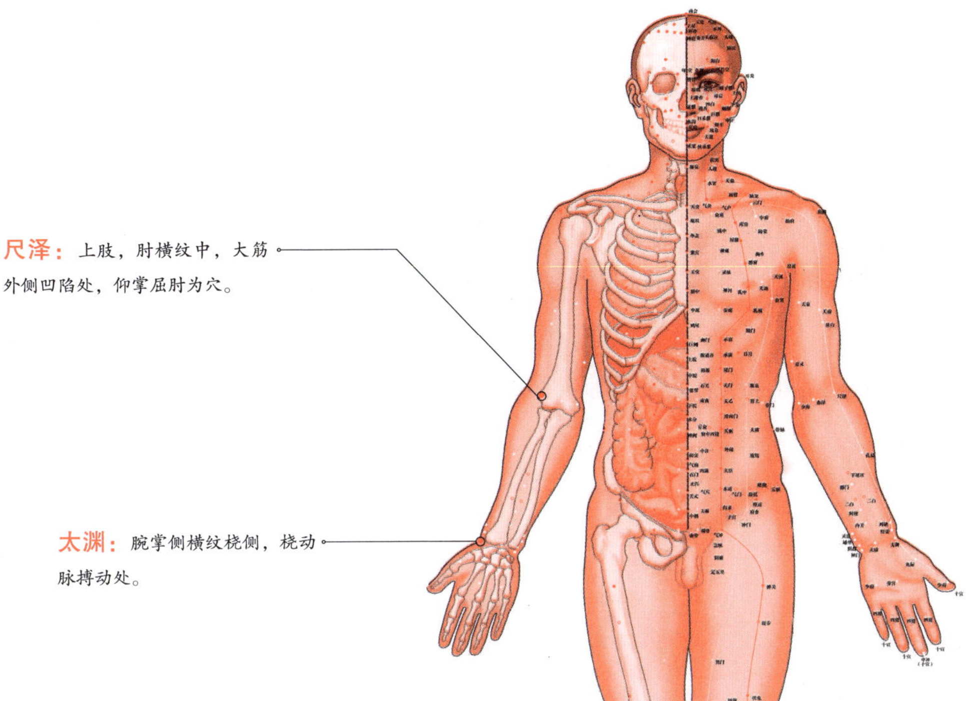

【刮痧顺序】

第一步：用面刮法刮拭脊背部的风门穴、肺俞穴。

第二步：用面刮法从上向下分别刮拭上肢的尺泽穴、太渊穴。

饮食宜忌

宜食：稀饭、煮透的面条、鸡蛋羹、新鲜蔬菜、水果汁。

忌食：糖、辛辣食物、肉、橘子、冷饮。

食疗良方

川贝梨：川贝母3钱去心研粉，梨削皮去心切薄片，在碗内铺一层梨片撒一层川贝母粉，如此数层，大火隔水蒸3个小时。每日两次，每次喝梨汁1匙、吃梨一片，连续7~10天。

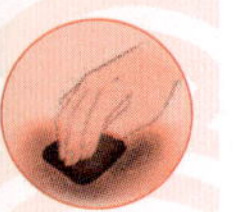

支气管肺炎

支气管肺炎是肺炎的一种，肺炎一般是由病毒、细菌及病原体引起的，一旦感冒，应尽快治疗，并细心观察，预防出现支气管肺炎。肺炎多为急症，常表现为发热、咳嗽、睡眠不安、腹泻、恶心呕吐等症状。刮痧疗法在治疗支气管肺炎方面疗效显著，可以通过刮痧为患者治疗，免去打针、吃药之苦。

【刮痧穴位】

督脉：身柱

膀胱经：肺俞

胆经：肩井

任脉：膻中

大肠经：曲池　手三里

肺经：孔最　太渊

胃经：丰隆

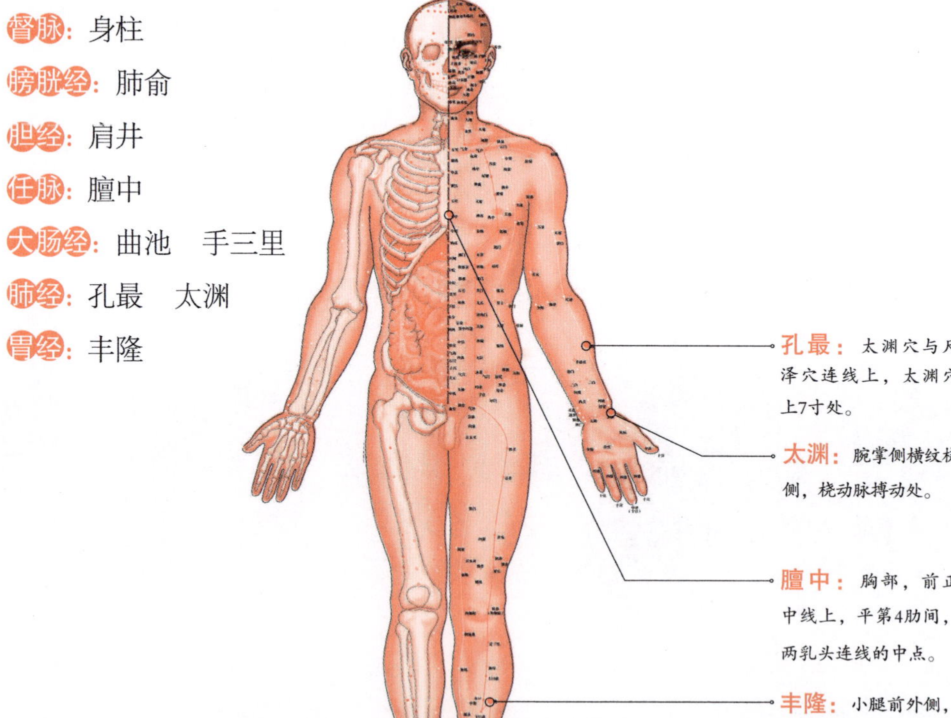

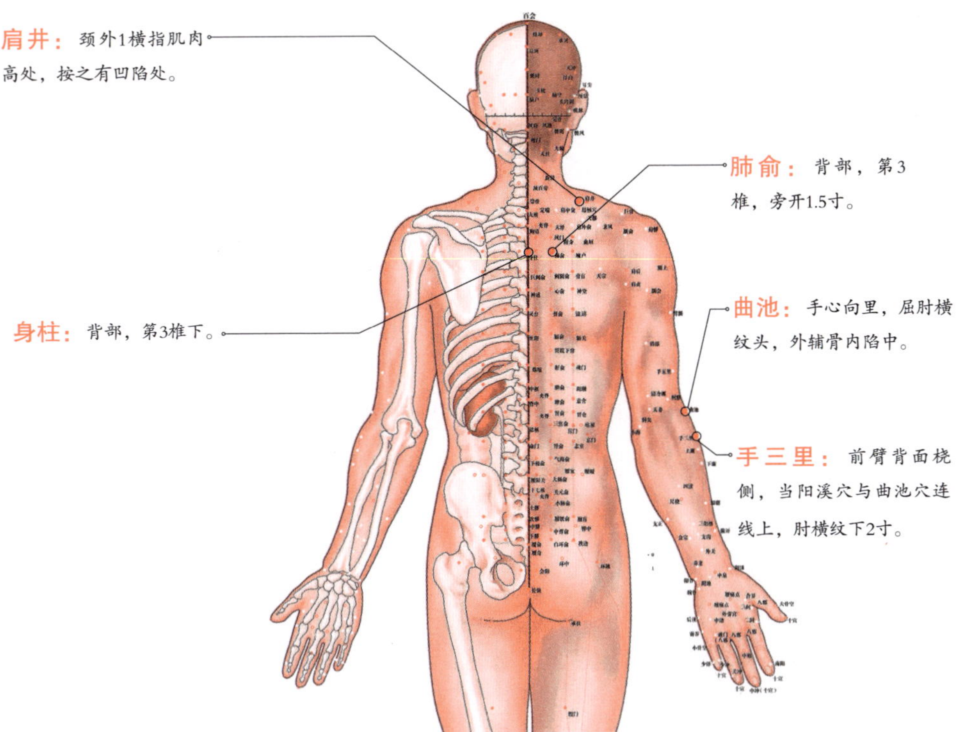

【刮痧顺序】

第一步：用面刮法刮拭身柱穴、肺俞穴。

第二步：用面刮法从内向外刮拭肩上的肩井穴。

第三步：用面刮法从上往下刮拭前胸任脉的膻中穴。

第四步：用疏理经气法从上往下刮拭小手臂阳面的曲池穴、手三里穴，用同样的方法刮拭小手臂阴面的孔最穴、太渊穴。

第五步：用面刮法刮拭小腿下方的丰隆穴。

饮食宜忌

宜食：梨、牛奶、稀粥、鸡蛋羹、米汤。

忌食：辛辣、油腻食物及甜食、冷饮。

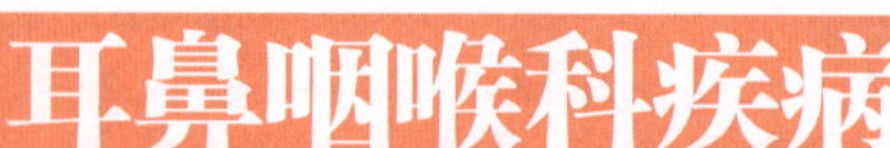

耳鼻咽喉科疾病

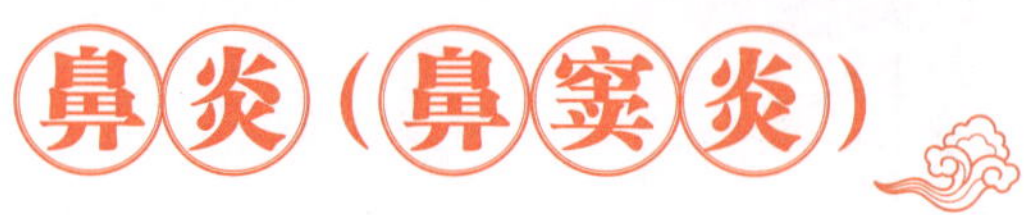

鼻炎（鼻窦炎）

鼻炎是人们经常遇到的病症，感冒、扁桃体发炎时很容易引发鼻炎。一旦感冒，就要积极治疗，若是感冒持续一周以上，浓鼻涕不见减少，就应考虑到鼻窦炎，可以采用刮痧的方式来治疗。

【刮痧穴位】

督脉：上星

大肠经：迎香　曲池　手三里　合谷

胆经：风池

膀胱经：风门

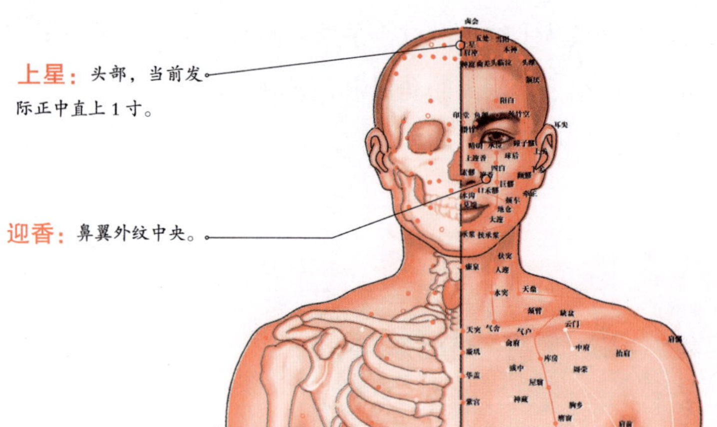

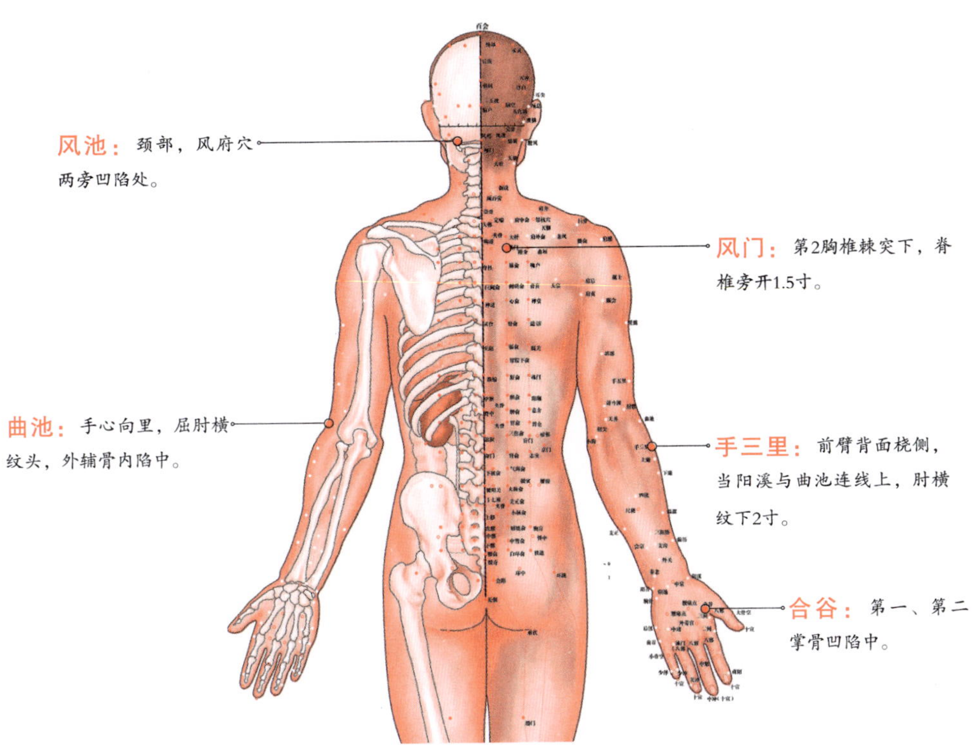

【刮痧顺序】

第一步： 用角刮法刮拭前额部的上星穴。

第二步： 用角刮法刮拭鼻翼外两旁的迎香穴。

第三步： 用面刮法刮拭后脑发际的风池穴；用同样的方法刮拭脊背部的风门穴。

第四步： 用疏理经气法从肘关节到指尖，自上而下，循经络刮拭前臂阳面的曲池穴、手三里穴，用平面按揉法刮拭合谷穴。

饮食宜忌

宜食： 水果、蔬菜、豆制品。

忌食： 辛辣、油腻的食物。

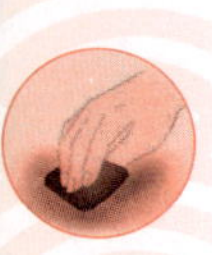

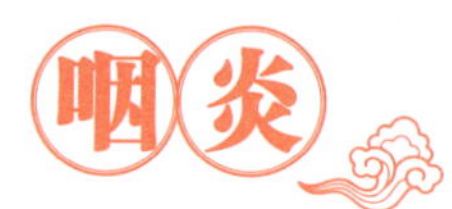

咽炎

咽炎是由细菌引起的一种疾病，多发生在气候干燥的冬春两季，伴随鼻炎、扁桃体炎等疾病发生，主要症状为咽喉部干痒、灼热，刷牙时常引起反射性恶心呕吐，有时过度吸烟、饮酒刺激鼻咽部也会引起咽炎，可分为急性和慢性两种。急性咽炎多因细菌病毒所致，一旦治疗不及时，就容易转为慢性咽炎。

【刮痧穴位】

膀胱经：大杼　风门

督脉：大椎

三焦经：翳风

胃经：人迎

肺经：尺泽　列缺　少商

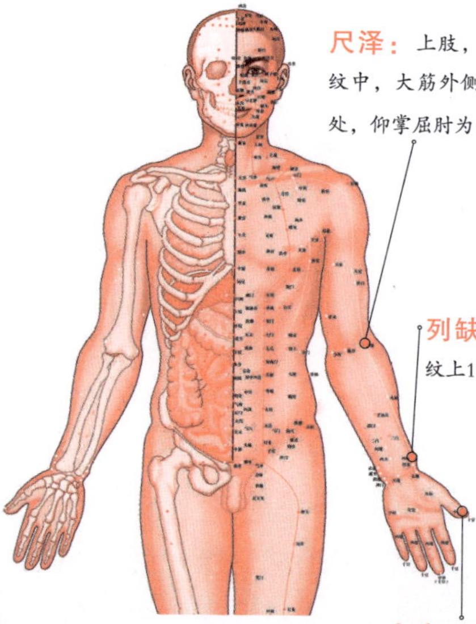

尺泽：上肢，肘横纹中，大筋外侧凹陷处，仰掌屈肘为穴。

列缺：手腕横纹上1寸。

少商：手拇指桡侧距指甲角1公分处。

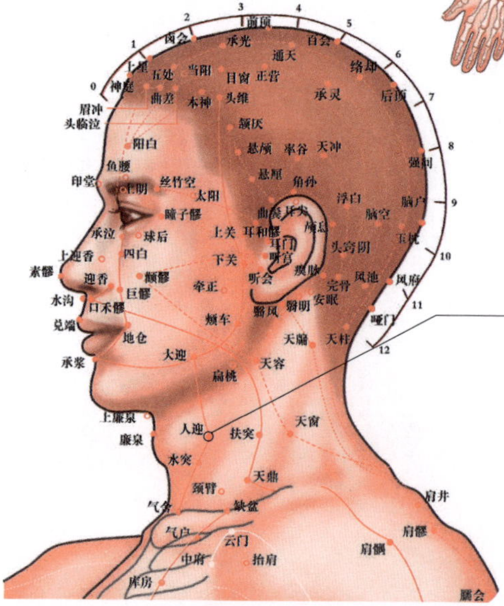

人迎：颈部，结喉两旁1寸，胸锁乳突肌内缘。

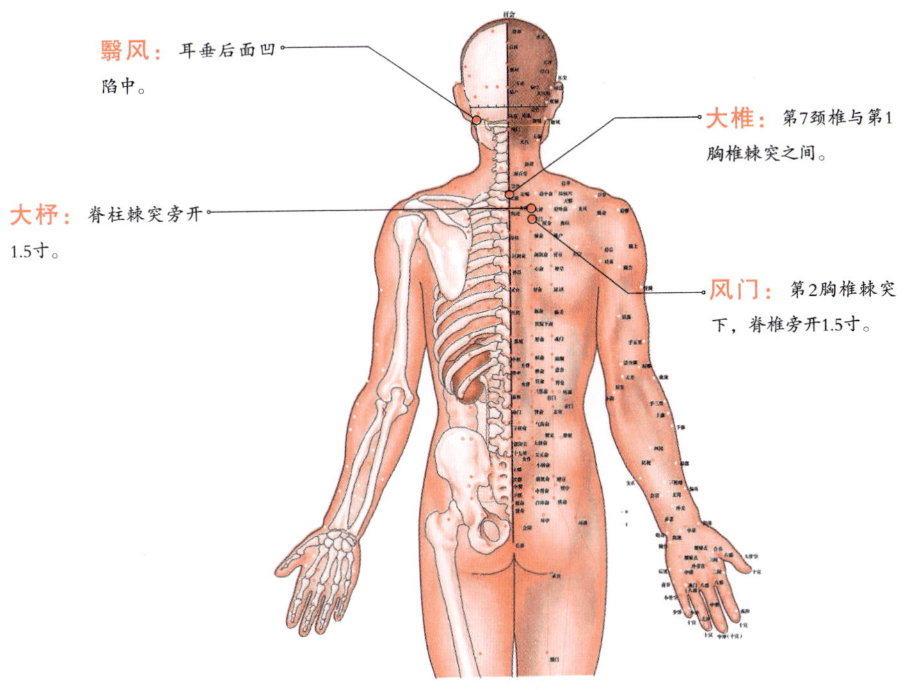

【刮痧顺序】

第一步：用面刮法刮拭脊背部的大椎穴、大杼穴和风门穴。

第二步：用单角刮法刮拭耳后的翳风穴，用面刮法刮拭前颈部外侧的人迎穴。

第三步：用面刮法从上向下刮拭小手臂阴面的尺泽穴、列缺穴和少商穴。

饮食宜忌

宜食：橘子、菠萝、甘蔗、鸭梨、苹果。

忌食：姜、花椒、芥末、大蒜等辛辣之物。

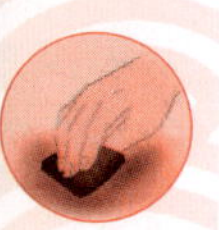

扁桃体炎

扁桃体炎是一种多发病、常见病，是由风热外侵引起的。肺经有热及邪热传里，肺胃热盛搏结于喉引起的，主要症状为扁桃体红肿疼痛，表面或有黄白色脓样分泌物，多发生于春秋两季。受凉、潮湿、过度劳累、有害气体刺激以及上呼吸道有慢性病灶存在时容易引起扁桃体炎。

【刮痧穴位】

膀胱经：天柱　肾俞

任脉：天突

肺经：孔最

大肠经：合谷

肾经：太溪

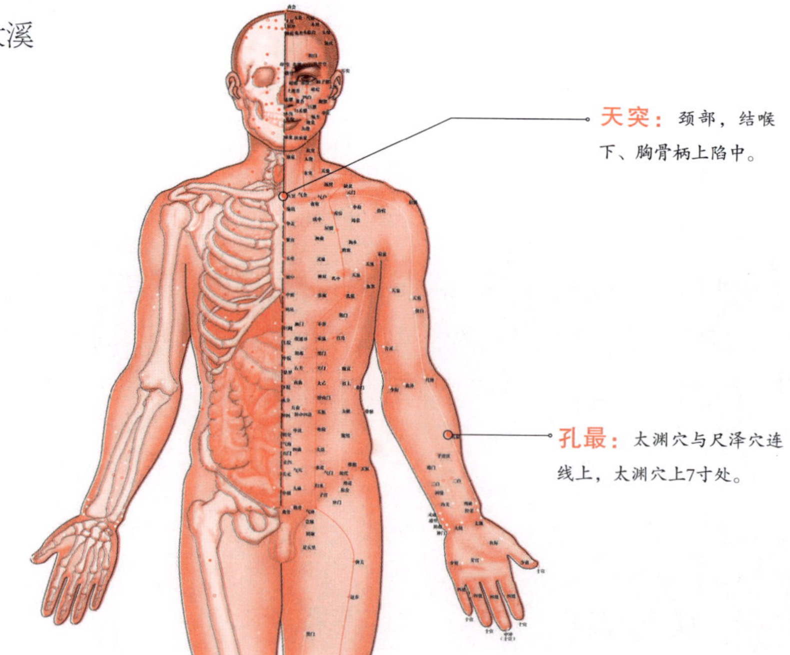

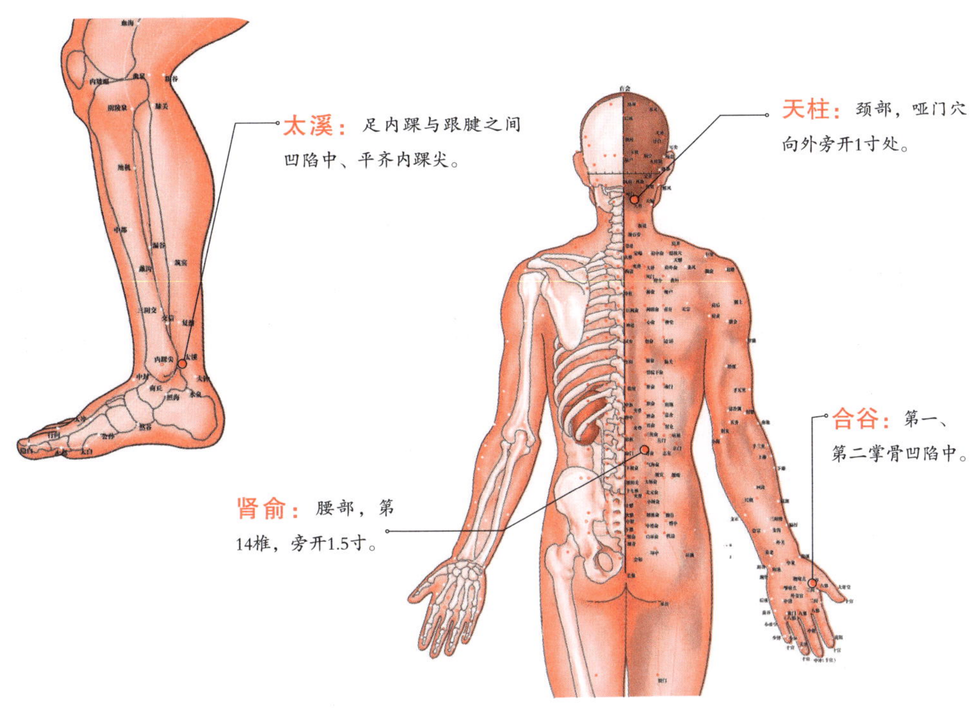

【刮痧顺序】

第一步：用角刮法刮拭后颈部的天柱穴。

第二步：用面刮法刮拭腰部的肾俞穴一带和前胸的天突穴一带。

第三步：用面刮法刮拭小手臂的孔最穴，用平面按揉法刮拭合谷穴。

第四步：用角刮法刮拭太溪穴一带。

饮食宜忌

宜食：牛奶、豆制品、鸡蛋、富含维生素C的水果。

忌食：辛辣、油腻的食物及冷饮。

食疗良方

无花果冰糖饮：无花果60克入锅浓煎，加入适量白糖调味，每日一剂，早晚各服一次，连服3~7天即可。

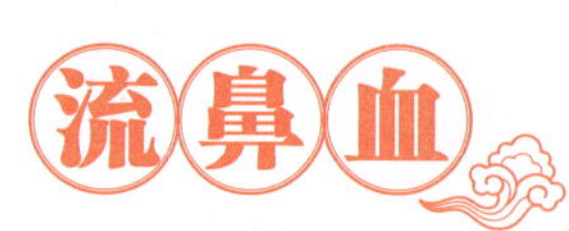

流鼻血是经常发生的事情。由于鼻部的皮肤较柔嫩，且毛细血管丰富，所以一旦遇到意外碰撞或者自己抠、挖鼻孔，都很容易引起流鼻血的情况。民间有很多偏方用来治疗流鼻血，在刮痧疗法中也有方法能有效地治疗此症。

【刮痧穴位】

督脉：哑门

大肠经：二间

胃经：厉兑

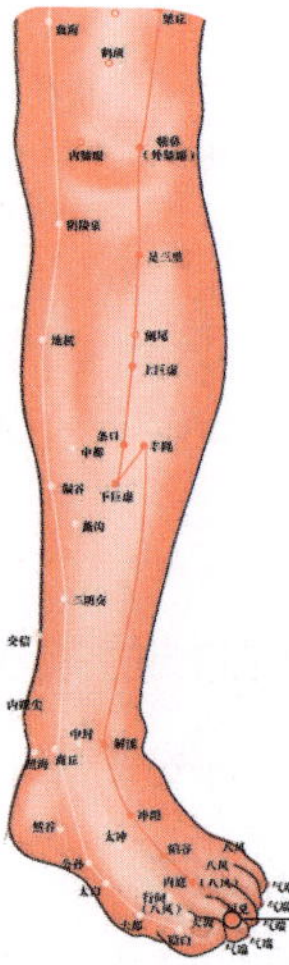

厉兑：足第2趾外侧，距指甲1公分处。

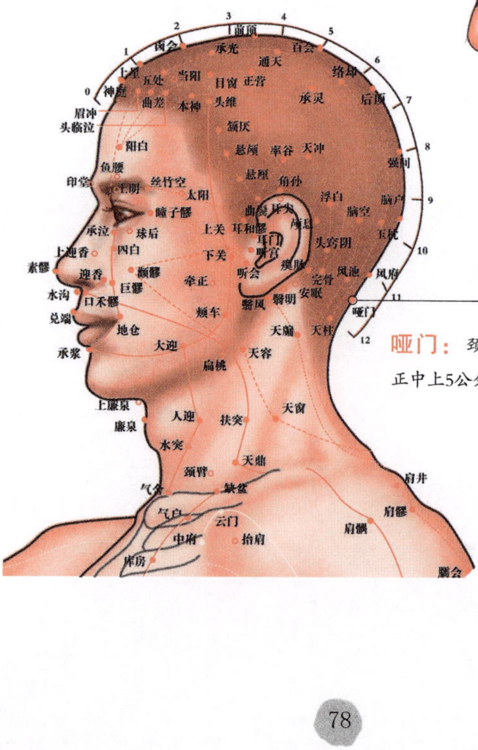

哑门：颈部，后发际正中上5公分处。

二间：食指桡侧第2掌指关节前线中。
两手中指相互勾紧，可以快速止鼻血。

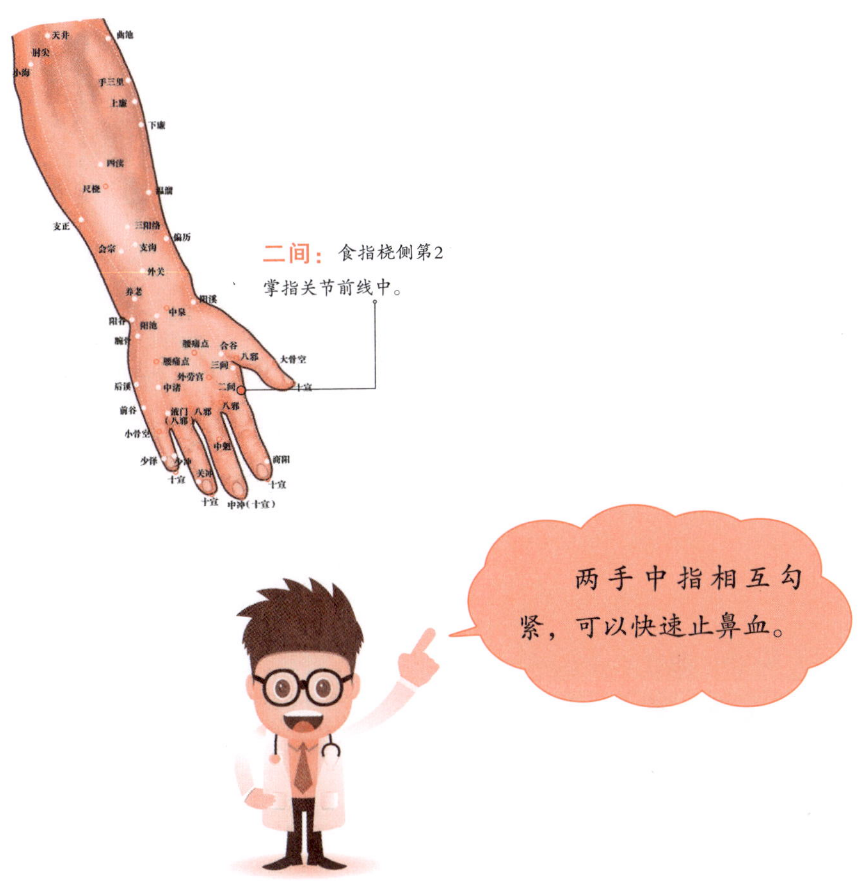

【刮痧顺序】

第一步：用角刮法刮拭后头部哑门穴。

第二步：用平面按揉法刮拭食指掌指的二间穴。

第三步：用角刮法刮拭足部第二指甲外侧的厉兑穴。

饮食宜忌

宜食：荸荠、苦瓜、绿豆汤、梨、葡萄。

忌食：巧克力、薯条、桂圆、辛辣食物。

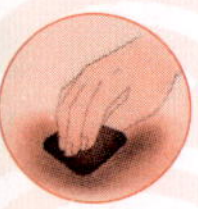

口腔科疾病

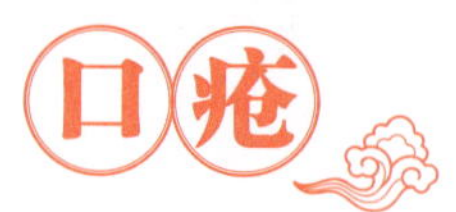

口疮

口疮是一种常见的口腔疾病，是由脾胃积热或心火上炎所致，或因虚火上浮而发，主要症状为患者口腔黏膜出现淡黄色或者灰白色的小溃疡，且伴有发热、流涎、拒食、烦躁及口痛等症状。

【刮痧穴位】

胃经：颊车　地仓　下关

大肠经：曲池　合谷

任脉：中脘

膀胱经：脾俞　胃俞

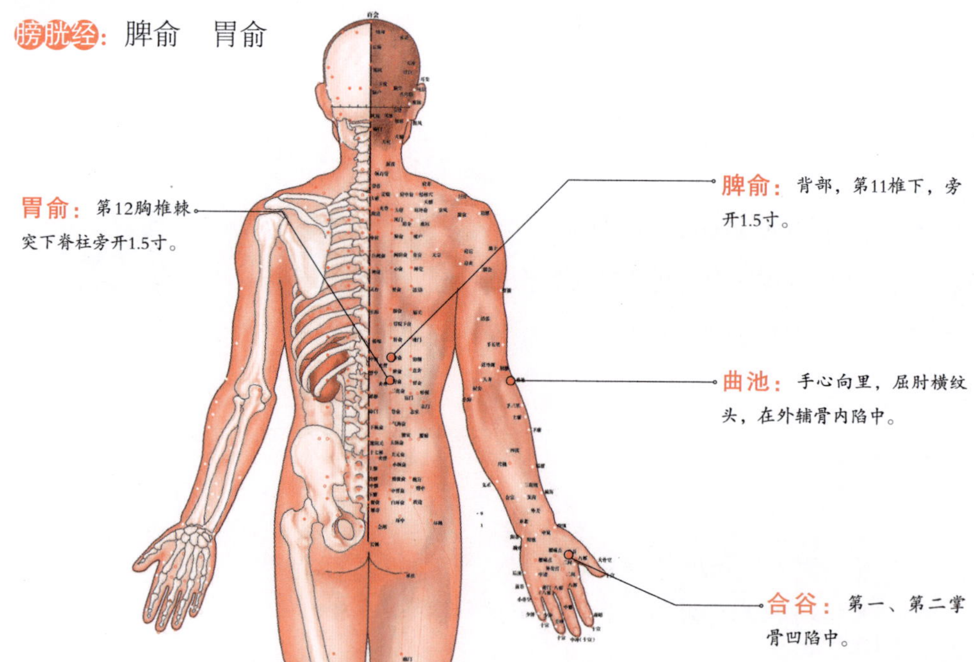

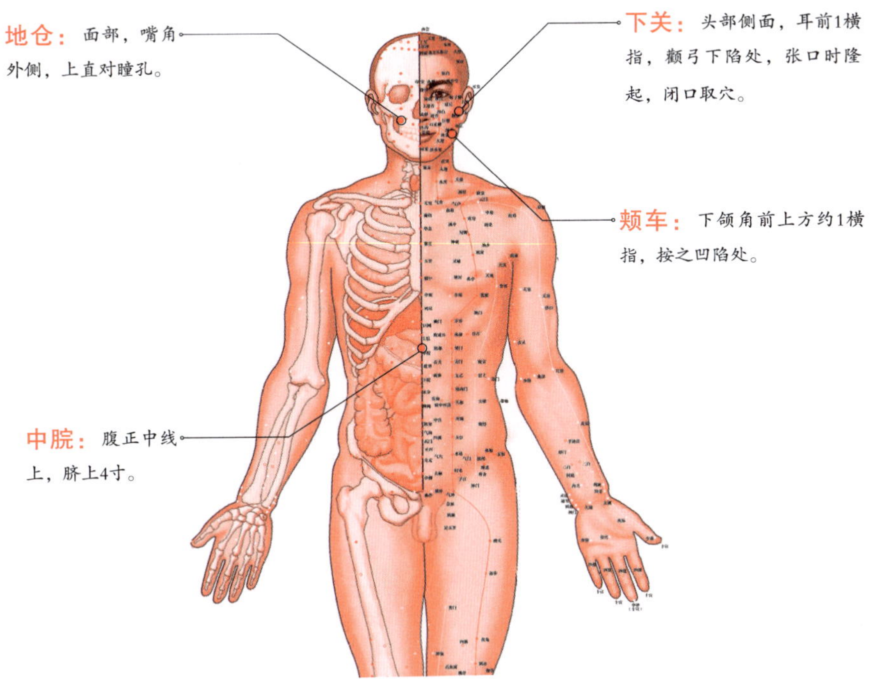

【刮痧顺序】

第一步：用平面按揉法刮拭脸部下颌的地仓穴，并从地仓穴刮到下关穴、颊车穴一带。

第二步：用面刮法刮拭胸部的中脘穴。

第三步：用面刮法刮拭曲池穴，用平面按揉法刮拭合谷穴。

第四步：用面刮法刮拭脊背部的脾俞穴、胃俞穴。

食疗良方

竹叶饮：鲜竹叶一把，洗净，入水加冰糖适量，煮沸片刻，代茶饮。

番茄汁：番茄数个，洗净，用沸水浸泡，剥皮去籽，用洗净的纱布包绞汁液，含漱，每日数次。

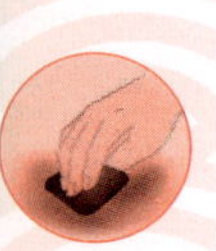

牙痛

牙痛是发生于牙齿本身和临近组织的疾病，如三叉神经痛等，主要症状为牙齿及牙龈红肿疼痛，是由于平时不注意口腔卫生，或吃了很多零食而造成的，在儿童当中非常普遍。因此，要在平时养成“早晚刷牙，饭后漱口”的好习惯，一旦出现牙痛症状，可以通过刮痧疗法积极治疗。

【刮痧穴位】

胃经：颊车　下关　内庭

大肠经：合谷

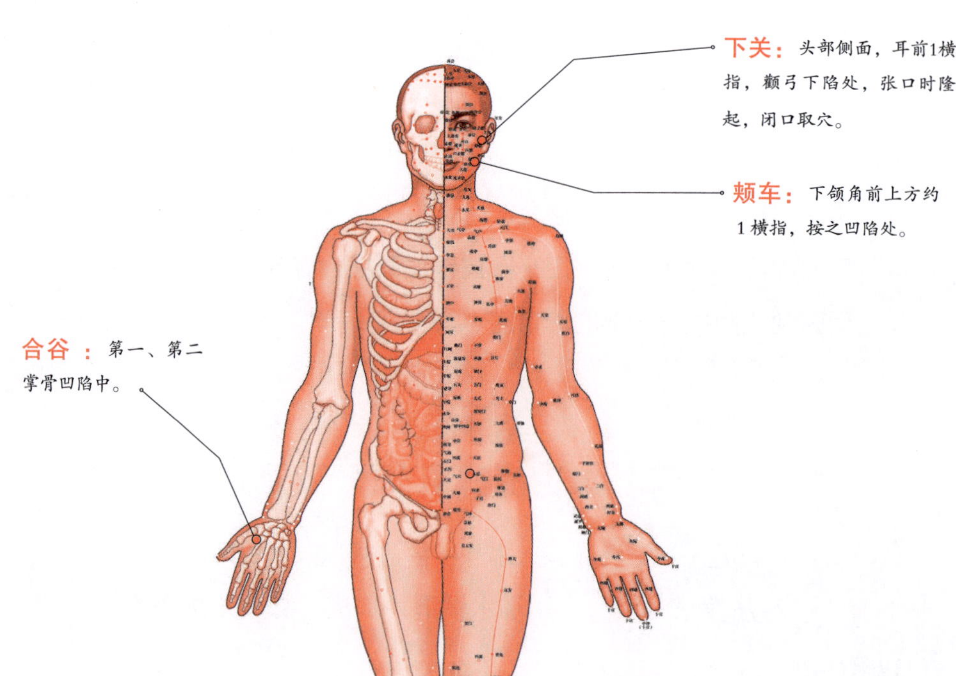

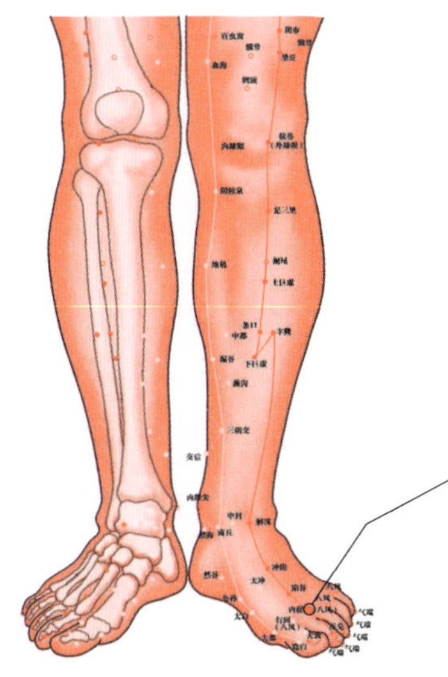

内庭：足第二、第三趾缝间。

【刮痧顺序】

第一步：用平面按揉法刮拭下关穴、颊车穴。

第二步：用垂直按揉法刮拭内庭穴。

第三步：用平面按揉法刮拭合谷穴。

饮食宜忌

宜食：南瓜、西瓜、芹菜、萝卜。

忌食：酸性食品、冷饮及辛辣、油腻的食物。

食疗良方

鸡蛋一个，将蛋清倒入碗内，加白酒100毫升，搅成糊状，睡前服之。

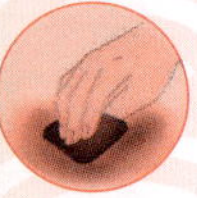

五官科疾病

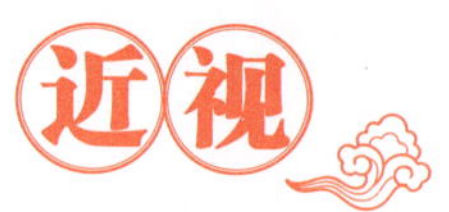

近视

近视是指在视网膜的前面成像，看不清远处物体的一种状态，是因角膜和视网膜之间的距离过长，即眼睛晶状体的折射力过强等原因引起的。近视与遗传因素也有一定的关系。儿童调节水晶体的折射力的睫状肌很有弹力，一旦睫状肌紧张，就容易导致近视。看书、玩电脑游戏及看电视都容易导致近视。

【刮痧穴位】

经外：太阳

三焦经：丝竹空

膀胱经：攒竹　睛明

胆经：风池　光明

大肠经：合谷

百会：头顶中央，耳尖直上方处。前对鼻尖。

风池：颈部，风府穴两旁凹陷处。

合谷：第一、第二掌骨凹陷中。

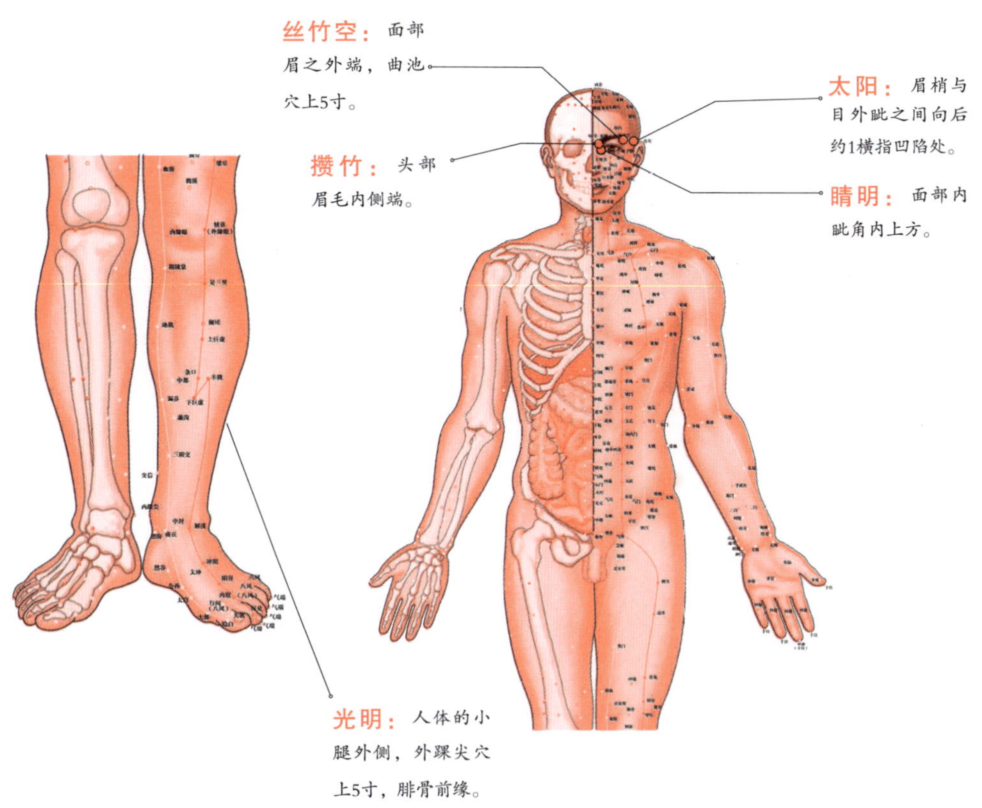

【刮痧顺序】

第一步：用平面按揉法刮拭眼睛四周的攒竹穴、丝竹空穴，用同样的方法刮拭睛明穴、太阳穴。

第二步：用面刮法刮拭风池穴。

第三步：用平面按揉法刮拭第一、第二掌骨之间的合谷穴。

第四步：用面刮法刮拭小腿外侧的光明穴。

饮食宜忌

宜食：胡萝卜、鳗鱼、猪肉、动物肝脏。

忌食：大蒜、辣椒、生姜。

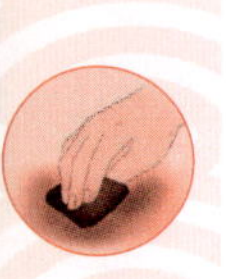

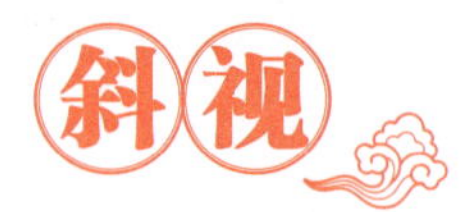

斜视是指两眼不能同时注视目标，属眼外肌疾病。斜视患者主要是单眼性内斜，一般是由于看电视、看电脑、斜卧床上看书时，视力因有差别而集中于一侧，长此以往，视力差的眼就会沦为内斜。

【刮痧穴位】

经外：球后

大肠经：合谷

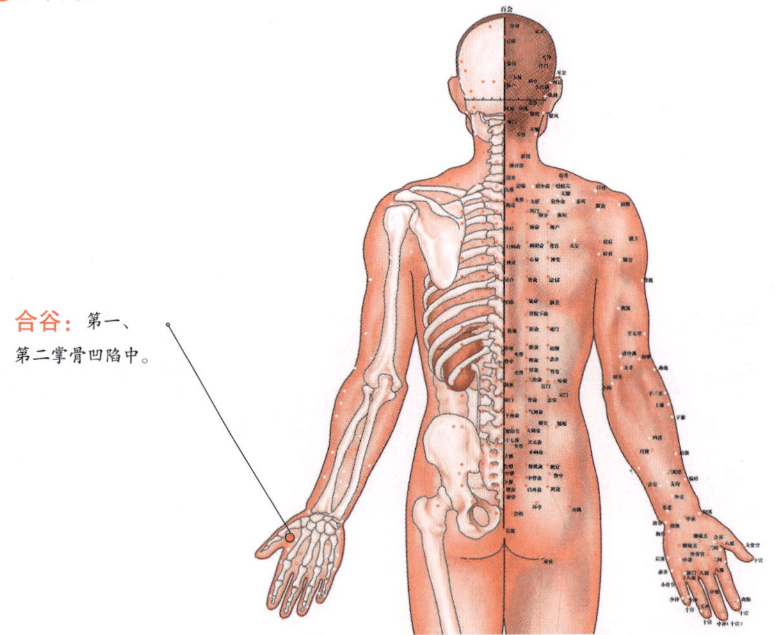

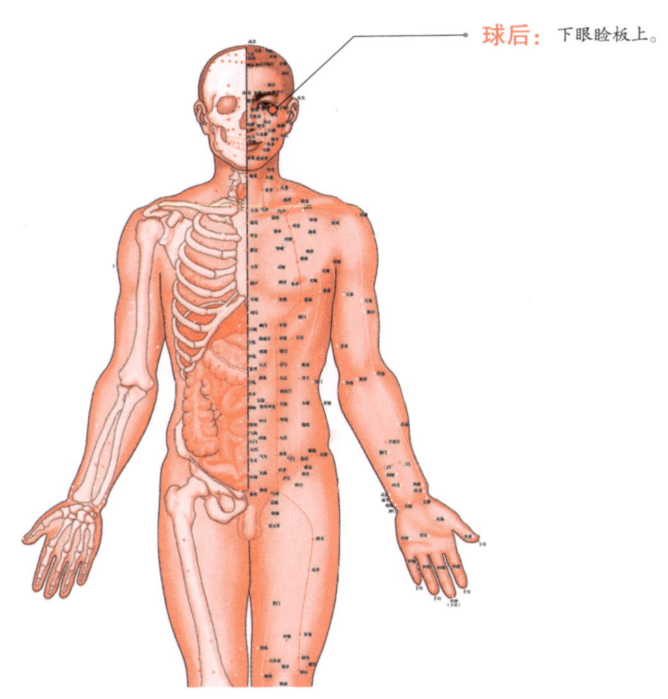

【刮痧顺序】

第一步：用平面按揉法刮拭眼眶的球后穴。

第二步：用平面按揉法刮拭第一、第二掌骨间的合谷穴。

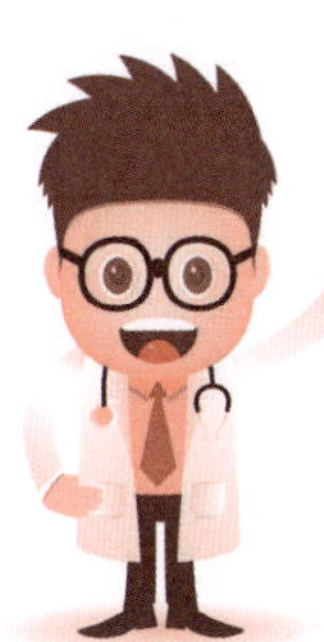

预防斜视要培养良好的生活习惯，注意头部不能经常偏向一侧，在看书、看电视或看电脑时保持正确的坐姿，养成好习惯。

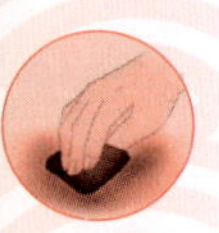

视力模糊

视力模糊往往是由于学习、工作或者看电视、电脑时间过长等原因引起的病症，这种情况应该尽快治疗，否则长此以往就会引起视力减退的现象。

【刮痧穴位】

经外：太阳

胆经：风池　光明

膀胱经：天柱　肝俞

小肠经：养老

大肠经：合谷

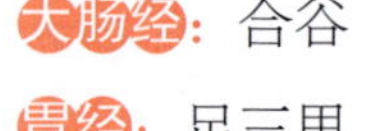

胃经：足三里

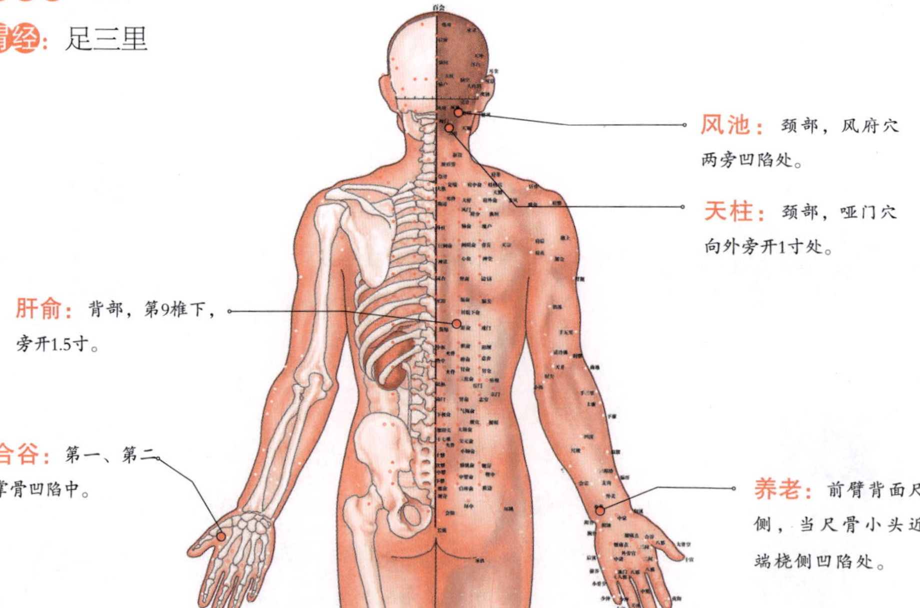

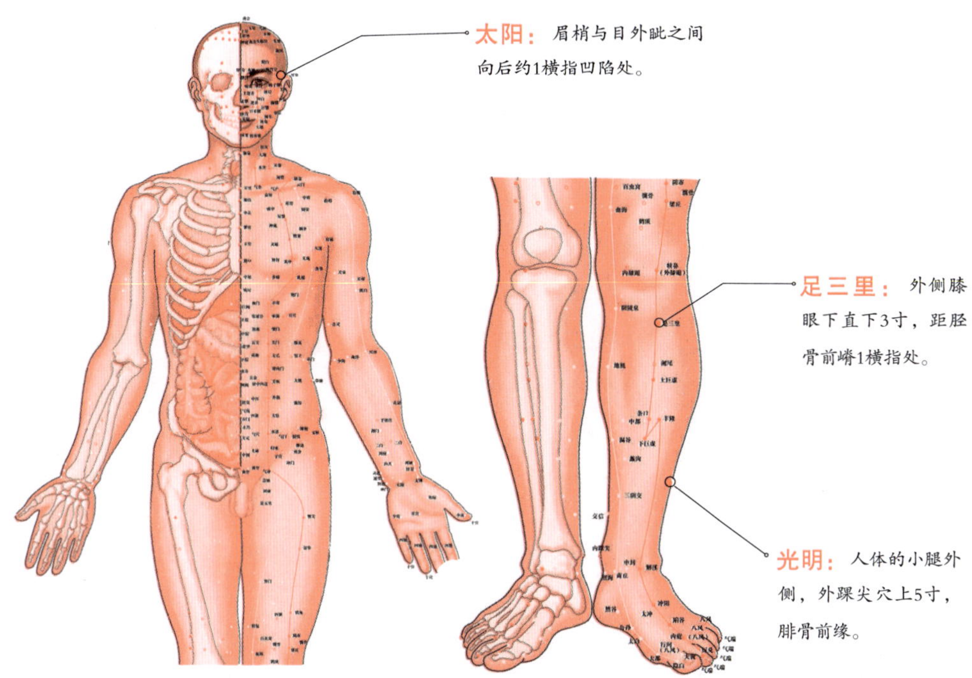

【刮痧顺序】

第一步：用平面按揉法刮拭外眼角上方的太阳穴。

第二步：用面刮法从上往下分段刮拭后脑部的风池穴、天柱穴。

第三步：用面刮法刮拭脊背部的肝俞穴。

第四步：用平面按揉法刮拭合谷穴，用面刮法刮拭养老穴。

第五步：用平面按揉法刮拭小腿正前方的足三里穴。

第六步：用面刮法刮拭小腿外侧的光明穴。

饮食宜忌

忌食：大蒜、生姜、辣椒。

食疗良方

菊花饮：将干燥的菊花花蕾泡在开水中饮用，能有效缓解视力模糊。

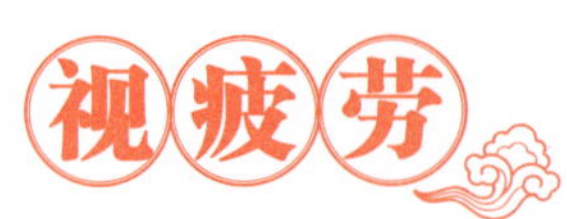

视疲劳

视疲劳是一种眼科常见病，主要症状表现为眼干、眼涩、眼酸胀、视物模糊甚至视力下降，直接影响人们的学习与生活。长时间看电脑、看书或看电视之后，就会有视疲劳的现象。这种情况一旦严重，就会引发一系列的眼部疾病，因此应当给予高度重视。

【刮痧穴位】

督脉：百会

经外：太阳

三焦经：丝竹空

膀胱经：攒竹　睛明　天柱

胆经：风池

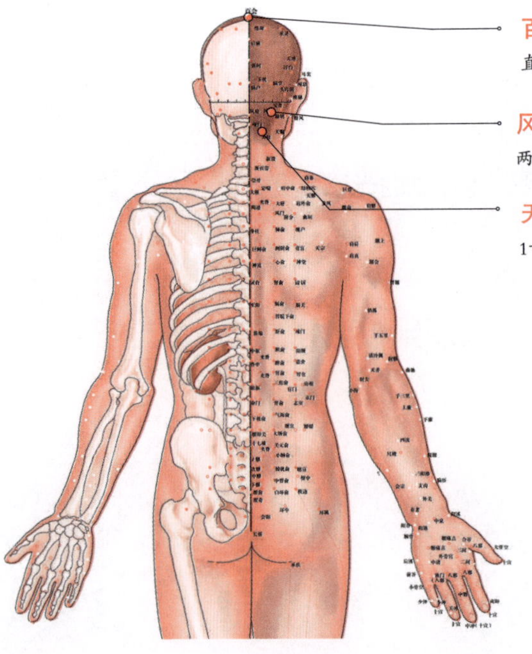

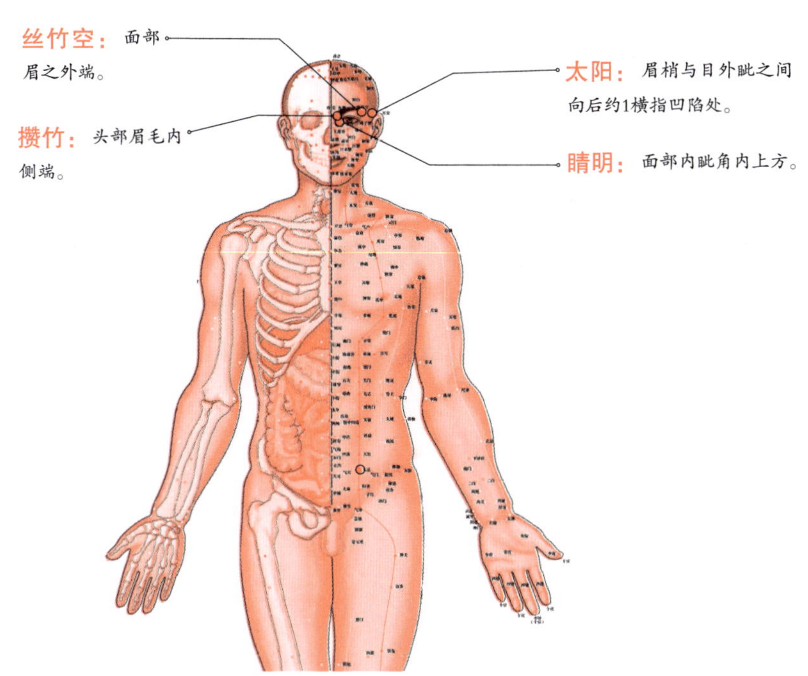

【刮痧顺序】

第一步：用角刮法刮拭整个头部，重点刮拭百会穴，用面刮法刮拭风池穴、天柱穴。

第二步：用平面按揉法刮拭眼睛四周的攒竹穴、太阳穴、丝竹空穴，用同样的方法刮拭睛明穴。

饮食宜忌

宜食：动物肝脏、奶油、鸡蛋黄、菠菜、胡萝卜、香菜。

忌食：大蒜、巧克力。

食疗良方

玉米仁粥：玉米仁30克，将其捣碎，煮成粥。空腹食用，具有明目的功效。

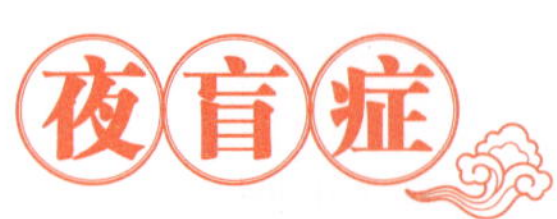

夜盲症

夜盲症是一种眼病，是指在夜间或者光线昏暗的环境下视物不清，主要是由视网膜杆状细胞缺乏合成视紫红质的原料或杆状细胞本身的病变引起的，根据发病原因的不同，可分为先天性疾病（遗传因素）、后天性疾病（由视神经萎缩、脉络膜、视网膜炎等引起）和全身性疾病（由营养不良、肝脏疾病或消化道疾病等引起）三类。

【刮痧穴位】

膀胱经：肝俞

大肠经：合谷

胃经：足三里

胆经：光明

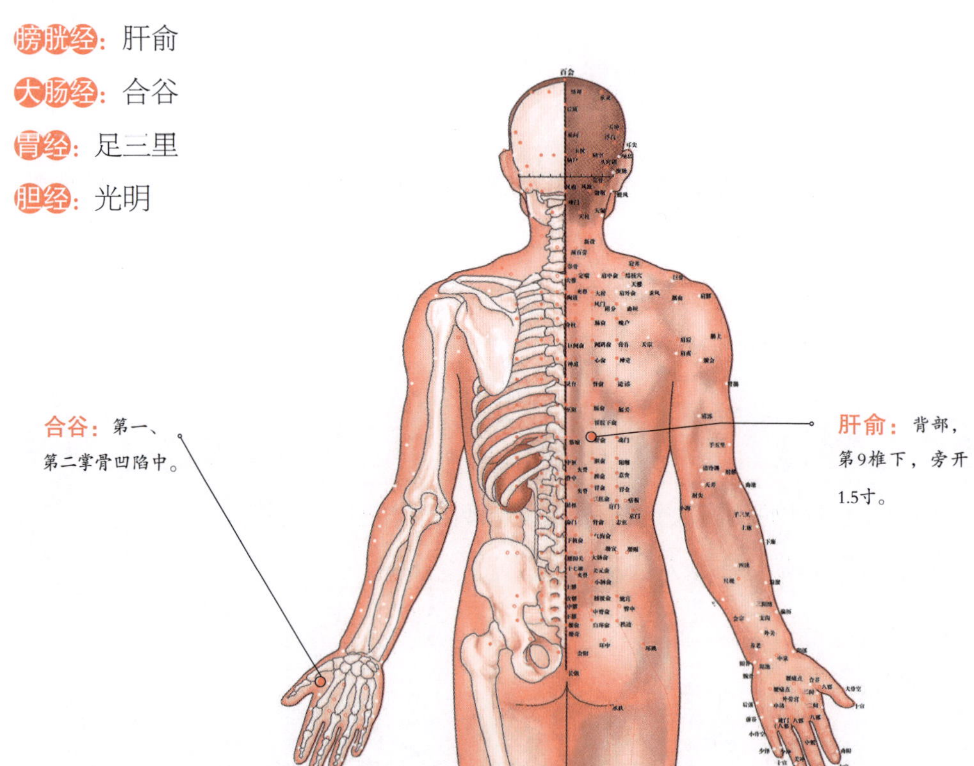

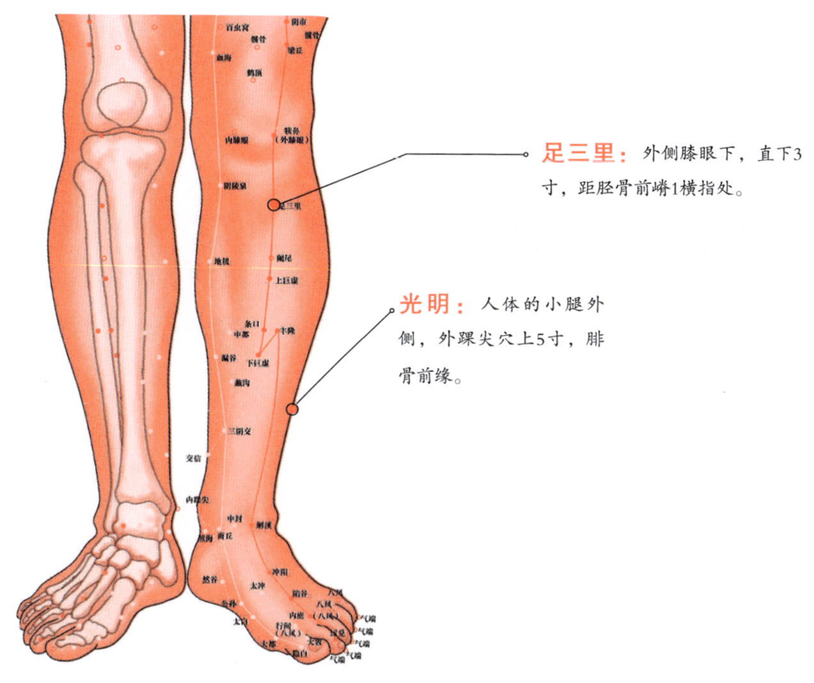

【刮痧顺序】

第一步：用面刮法刮拭脊背部的肝俞穴。

第二步：用平面按揉法刮拭第一、第二掌骨间的合谷穴。

第三步：用平面按揉法刮拭足三里穴，用面刮法刮拭小腿正前方的光明穴。

饮食宜忌

宜食：动物肝脏、胡萝卜、鱼肝油、菠菜、西红柿。

忌食：油炸、辛辣的食物及荠菜、莴苣、胡椒。

食疗良方

鲫鱼汤：新鲜鲫鱼，洗净，清炖鲫鱼。食鱼饮汤，可有效治愈夜盲症。

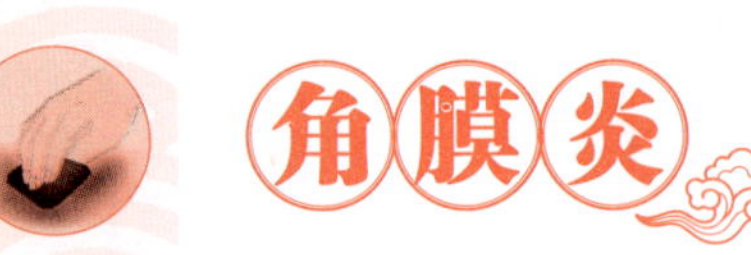

角膜炎

角膜炎是因角膜出现外伤，细菌及病毒侵入角膜引起的炎症，主要症状为患者的眼睛有异物感、刺痛感甚至烧灼感。球结膜表面混合性充血，伴有怕光、流泪、视力障碍和分泌物增加等症状。角膜表面浸润，有溃疡形成。

【刮痧穴位】

膀胱经：天柱　肝俞

胃经：足三里

胆经：光明

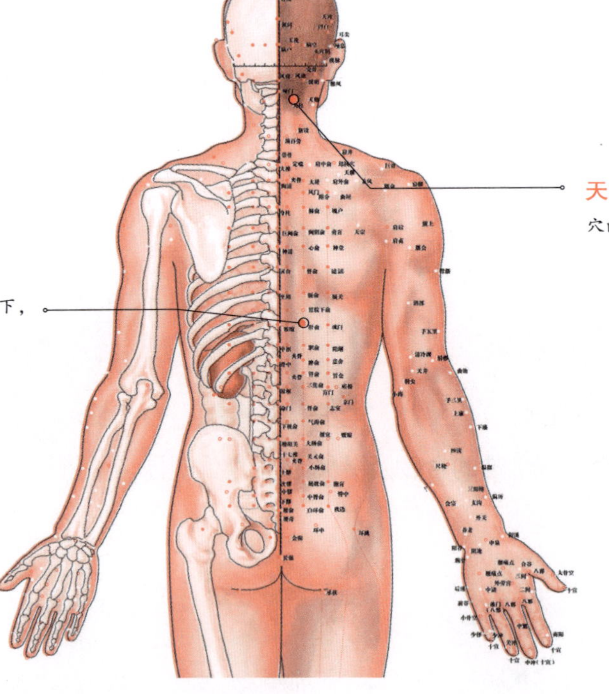

天柱：颈部，哑门穴向外旁开1寸处。

肝俞：背部，第9椎下，旁开1.5寸。

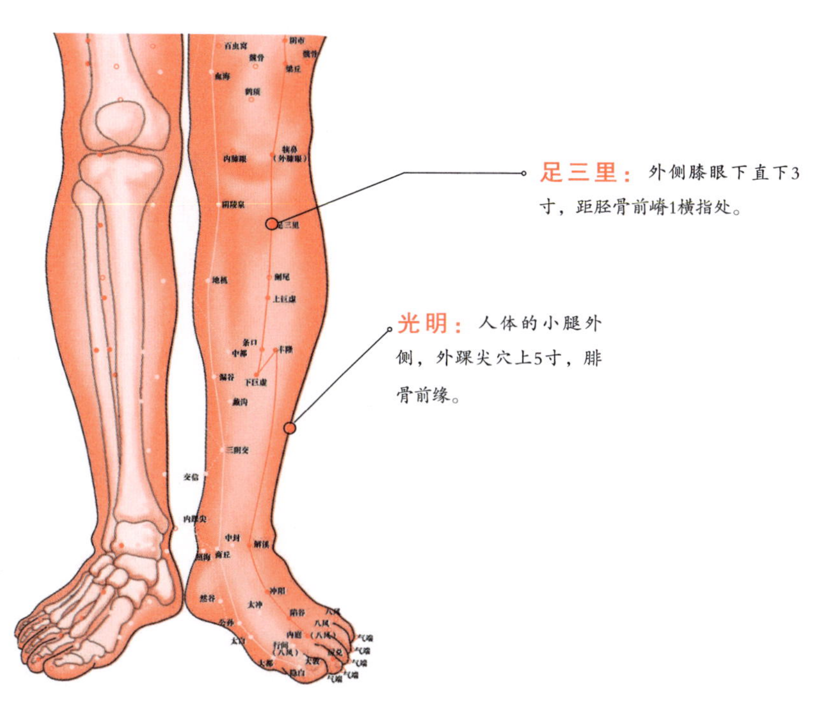

【刮痧顺序】

第一步：用面刮法刮拭后脑部的天柱穴。

第二步：用面刮法刮拭脊背部的肝俞穴。

第三步：用平面按揉法刮拭小腿正前方的足三里穴。

第四步：用面刮法刮拭小腿外侧的光明穴。

饮食宜忌

宜食：胡萝卜、南瓜、西红柿、枣、瘦肉、动物肝脏、大豆。

忌食：韭菜、荠菜、香葱、水产品。

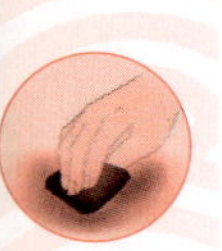

目赤肿痛

目赤肿痛俗称“红眼”或“暴发火眼”，症状表现为眼睛红肿、迎风流泪、目涩、怕光，严重时可导致急性结膜炎、出血性结膜炎等急症。如果手沾上细菌，一揉眼睛就容易感染，引起目赤肿痛。另外，风热湿邪或肝胆火邪侵袭目窍也容易引起此病。

【刮痧穴位】

督脉：上星

膀胱经：睛明

胆经：风池　侠溪

经外：太阳

肺经：少商

肝经：太冲

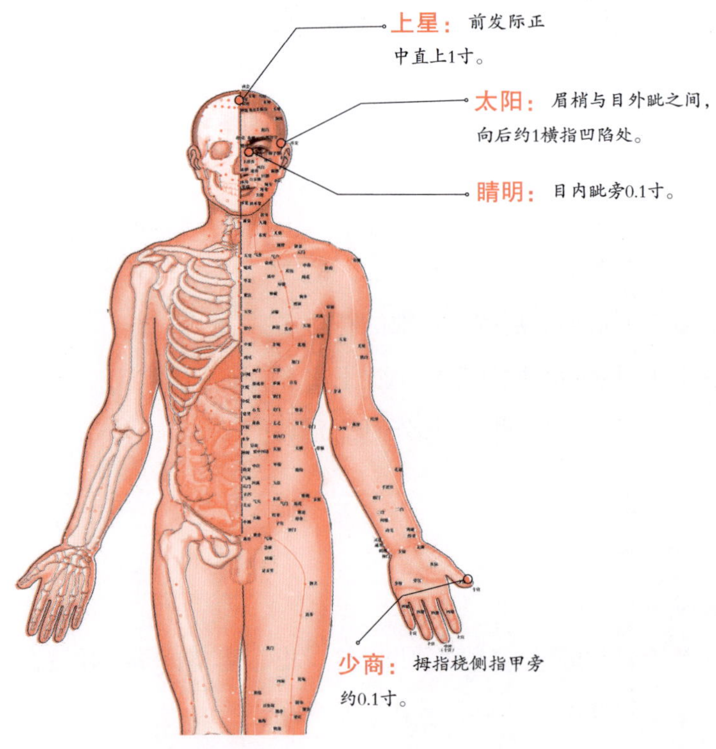

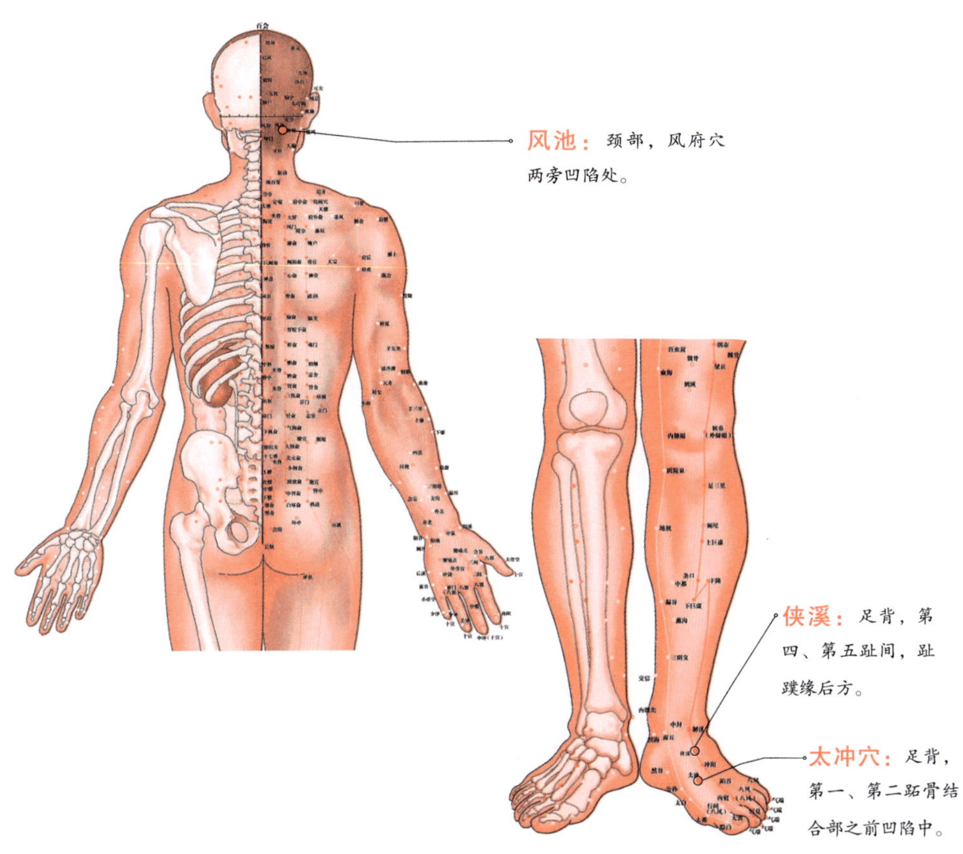

【刮痧顺序】

第一步：用面刮法刮拭上星穴，用平面按揉法按揉太阳穴和睛明穴。

第二步：用单角刮法刮拭后发际的风池穴。

第三步：用面刮法刮拭大拇指侧的少商穴。

第四步：用垂直按揉法刮拭侠溪穴和太冲穴。

饮食宜忌

宜食：苦瓜、菊花、赤小豆、白菜、西红柿、苹果。

忌食：辛辣的食物及狗肉、大蒜、生姜、荠菜、桃子。

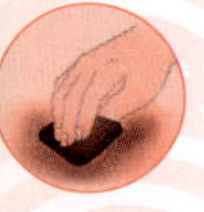

心血管疾病

风湿性心脏病

风湿性心脏病又称风湿性心瓣膜病。此病是由风湿病引起的慢性心瓣膜损害，形成瓣膜口狭窄或关闭不全，或狭窄与关闭不全同时存在，导致血流动力改变，最后心脏功能代偿不全，形成充血性心力衰竭。风湿性心脏病是最常见的一种心脏病，在儿童和青少年中发病率高，5~15岁多见，可尝试采用刮痧法治疗。

【刮痧穴位】

膀胱经：心俞

督脉：灵台

任脉：巨阙

心包经：郄门

心经：神门

肝经：期门

小肠经：小海

胃经：足三里

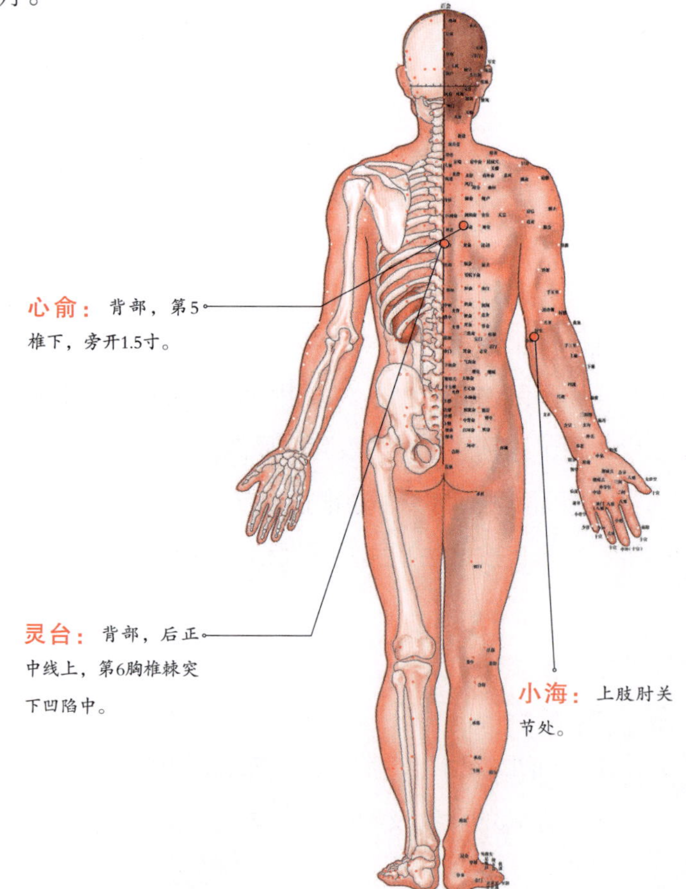

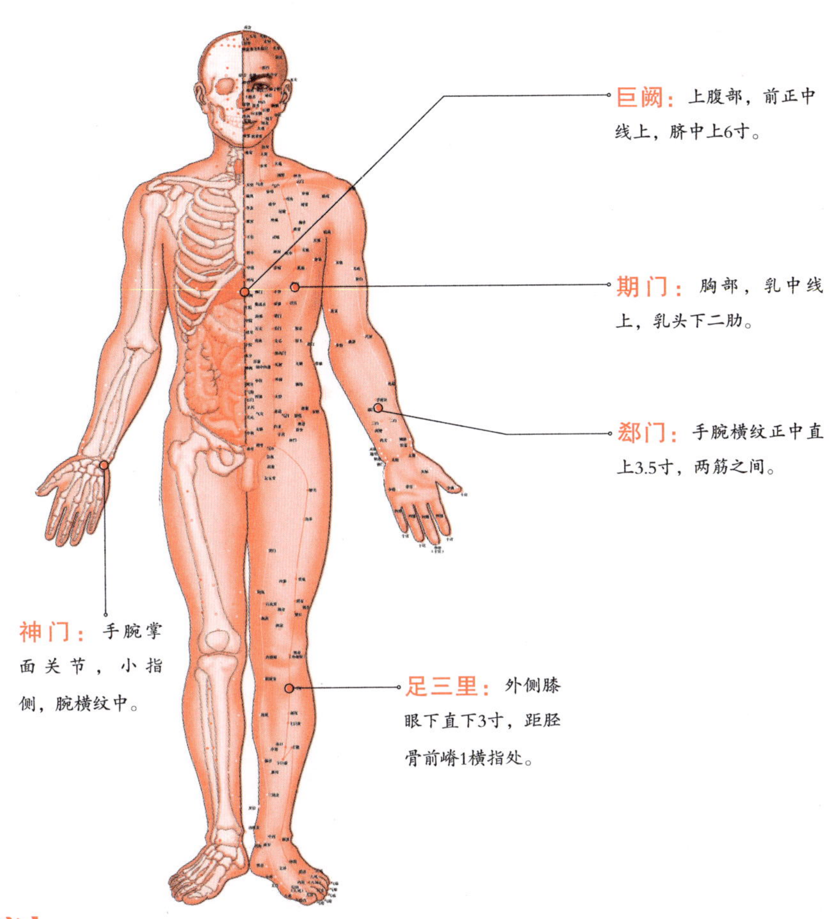

【刮痧顺序】

第一步： 用面刮法刮拭脊背部的心俞穴、灵台穴，用同样的方法刮拭巨阙穴、期门穴。

第二步： 用疏理经气法刮拭前臂阴面的郄门穴、神门穴，用同样的方法刮拭前臂阳面的小海穴。

第三步： 用平面按揉法刮拭小腿正前方的足三里穴。

饮食宜忌

宜食： 水果、蔬菜、海鲜、大豆、面包。

忌食： 盐。

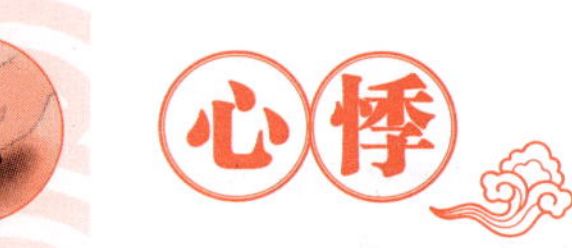

心悸

心悸主要是指患者感觉心中悸动，不能控制，心跳加快，常与风湿性心脏病、贫血、心脏神经官能症等病症一起出现。

【刮痧穴位】

膀胱经：大杼

任脉：膻中

心经：通里

心包经：内关

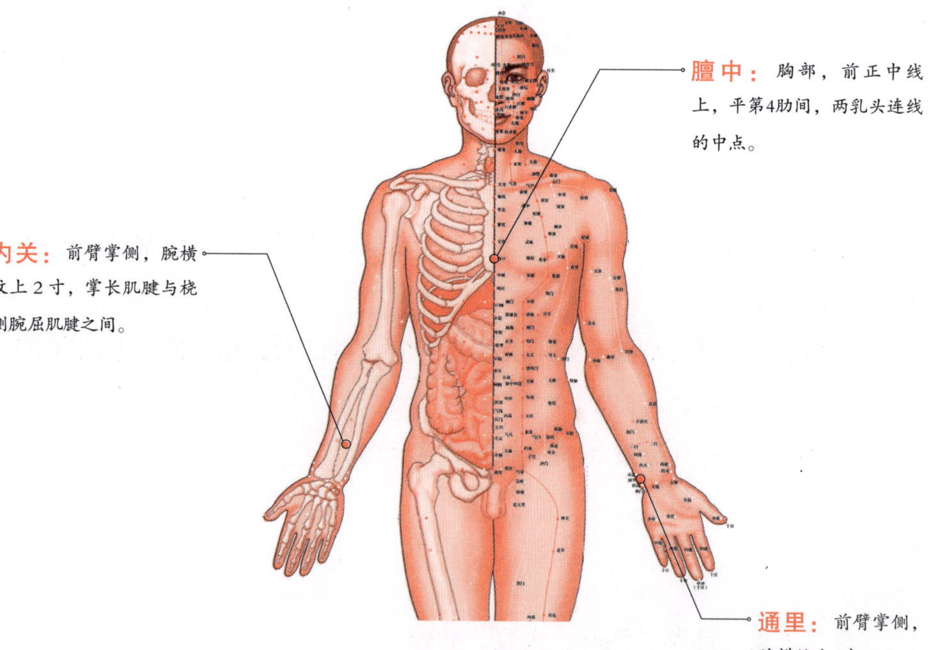

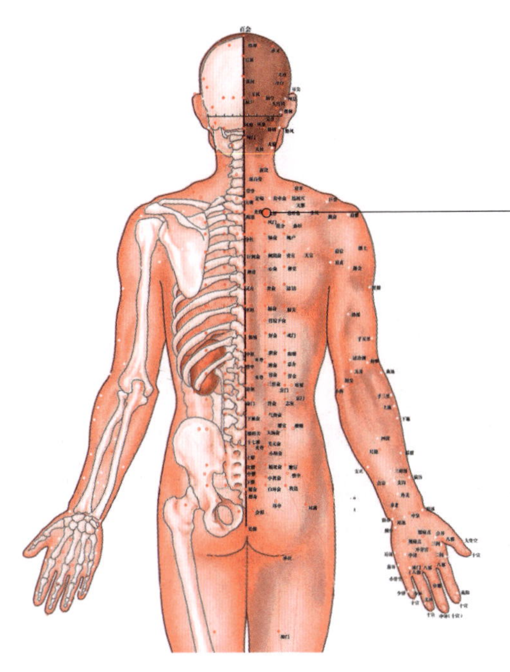

大杼：脊柱棘突、旁开1.5寸。

【刮痧顺序】

第一步：用面刮法刮拭脊椎及肩胛部位，重点刮拭大杼穴。

第二步：用单角刮法从上而下刮拭前胸膻中穴。

第三步：用面刮法由上到下刮拭内关穴、通里穴。

食疗良方

大枣粥：用大枣煮粥，早晚空腹吃。

百合粥：百合、莲子、薏米各适量，同煮粥，加冰糖或白糖调味食用。

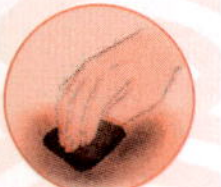

血液疾病

过敏性紫癜

过敏性紫癜是出血性疾病中常见的一种病症。临床上以血液溢于皮肤、黏膜之下，出现青紫、淤点、淤斑，压之不褪色为特征，血小板不减少，常伴有腹痛和关节症状，并有发热、头痛及食欲不振等症状，偶尔以腹绞痛或关节痛为主要表现，最早的皮肤表现为小而分散的淤点式荨麻疹样皮疹，一般在一天以内变为出血性皮疹。治疗紫癜一般是越早治疗越好，治愈的可能性越大，一旦延迟治疗，将有可能引起肾损害。

【刮痧穴位】

督脉：大椎

膀胱经：大杼　肾俞

胆经：阳陵泉

胃经：足三里

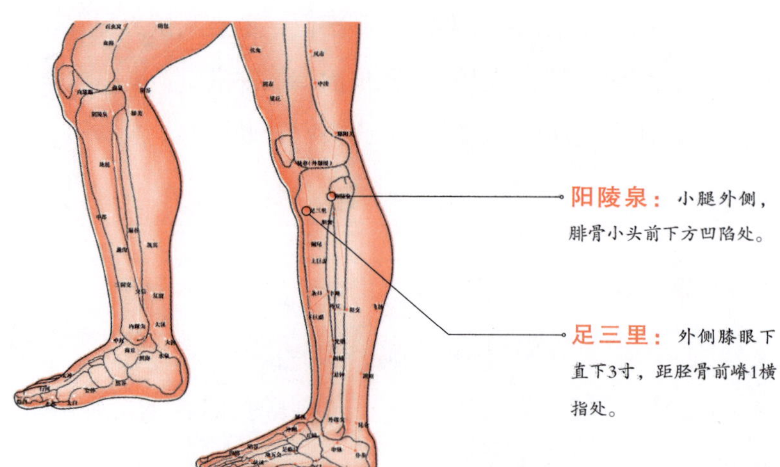

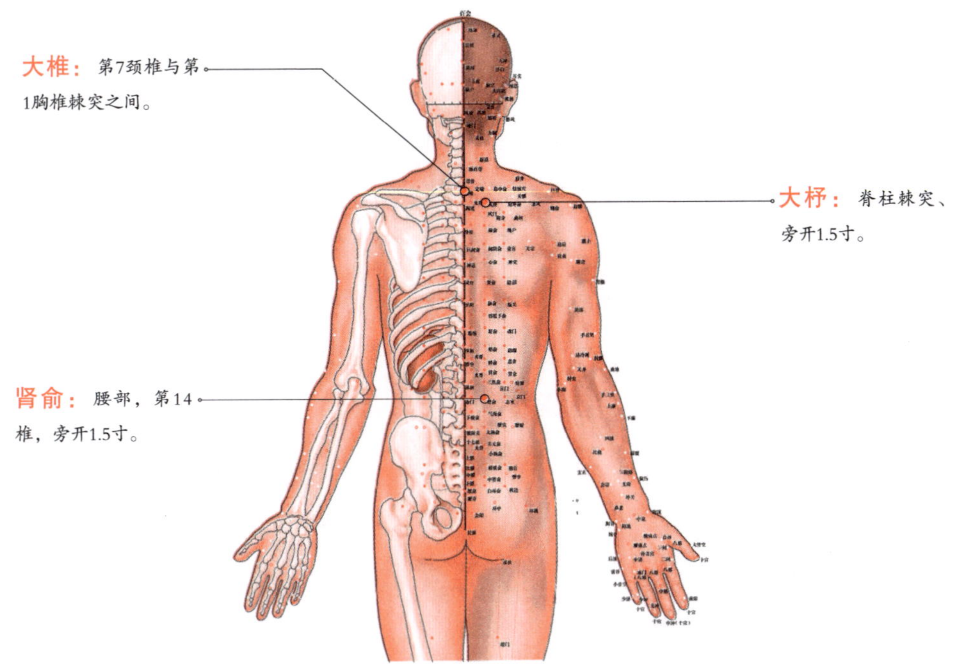

【刮痧顺序】

第一步：用面刮法刮拭脊背部的大椎穴、大杼穴。

第二步：用面刮法刮拭腰部的肾俞穴。

第三步：用平面按揉法刮拭小腿外侧的阳陵泉穴和足三里穴。

食疗良方

1. 黑木耳、白木耳各50克，紫米75克。熬成浓羹，早晚分食。
2. 大枣100克，兔肉500克，红糖适量。将兔肉洗净切成小块，同大枣、红糖一起放锅内隔水炖熟，至肉烂即可。分三次服完。
3. 大枣500克。将大枣洗净，生食，每次10个，一日3次，连续食用。

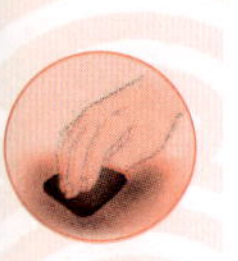

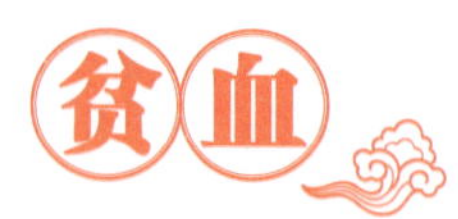

贫血

贫血是常见病症，引起贫血的原因较为复杂，缺铁、铅中毒、饮食精细等情况都有可能造成贫血。缺铁性贫血的患者在饮食上应多加注意，治愈率较高，但再生障碍性贫血的治疗比较困难，患者需要更多的耐心。贫血在早期常常被人们忽视，等到确诊时，贫血程度已经很重。通过刮痧的方式治疗，一般2~3个月可以初见疗效。

【刮痧穴位】

督脉：百会

膀胱经：天柱

胆经：风池　侠溪

足阴经：三阴交

肾经：涌泉

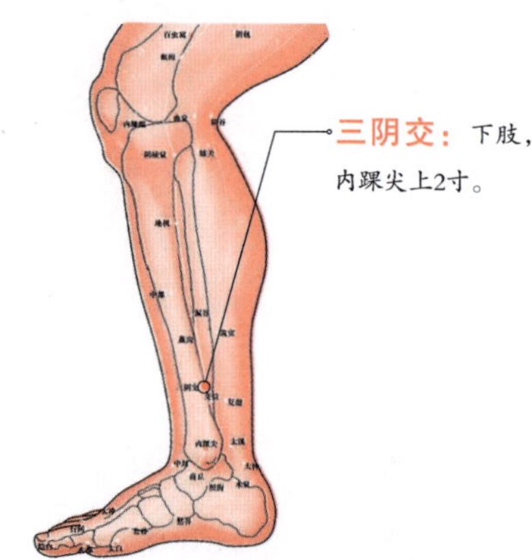

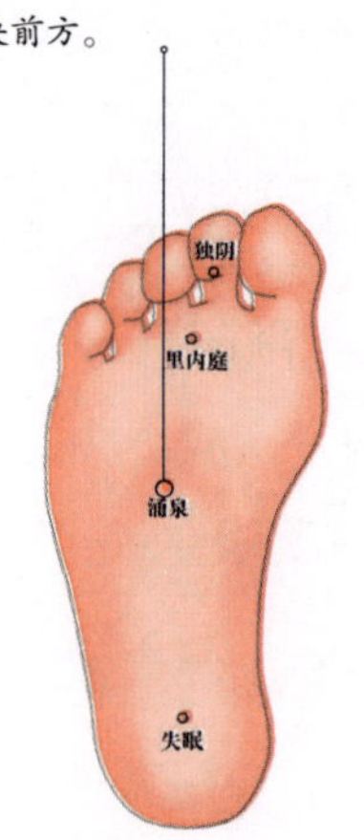

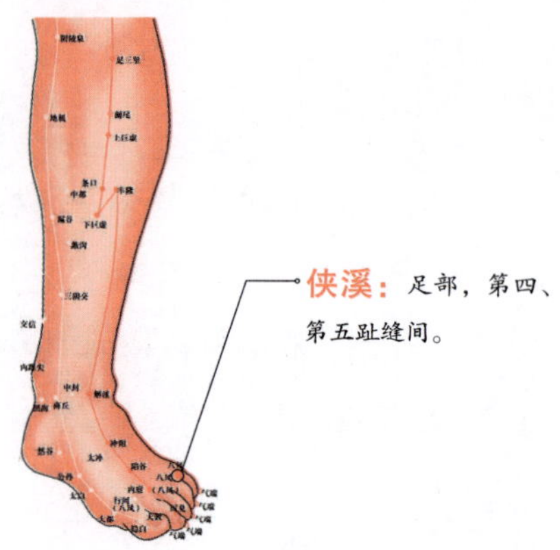

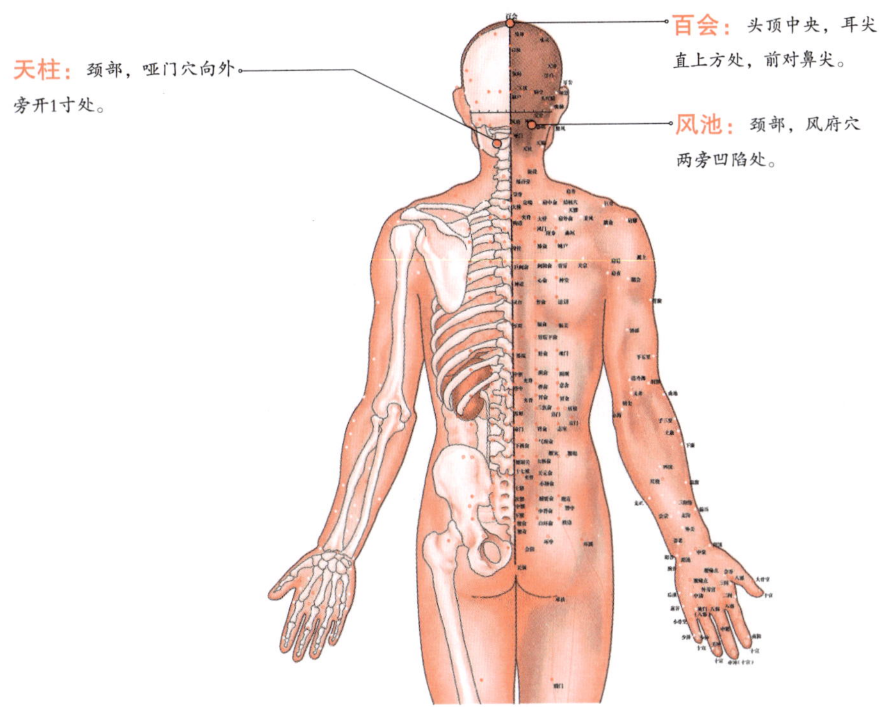

【刮痧顺序】

第一步：用单角刮法刮拭整个头部，并重点刮拭头顶部的百会穴。

第二步：用面刮法刮拭内脚踝上方的三阴交穴。

第三步：用垂直按揉法刮拭第四、第五跖骨结合部的侠溪穴。

第四步：用面刮法刮拭脚底部弯曲五趾时凹下部位的涌泉穴。

饮食宜忌

宜食：海洋鱼类、动物血类、含铁多的蔬菜类。

食疗良方

龙眼枸杞粥：将龙眼肉、枸杞子、紫米各15克分别洗净，同入锅，加水适量，大火煮沸后改小火煨煮，至米烂汤稠即可，每日1剂，分早、晚2次吃完。经常食用有效。

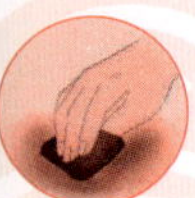

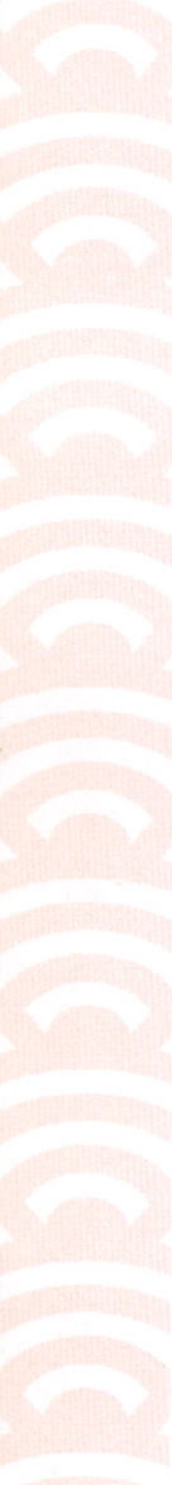

肛肠科疾病

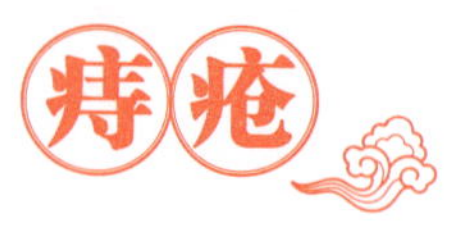

痔疮

痔疮是指人体直肠末端黏膜下和肛管皮肤下的静脉丛发生扩张和迂曲所形成的柔软静脉团。痔疮是一种常见病和多发病，复发率高，不易治愈。痔疮主要包括内痔、外痔、混合痔。

【刮痧穴位】

督脉：百会　长强

膀胱经：肾俞　次髎

肺经：孔最

胃经：足三里

足阴经：三阴交

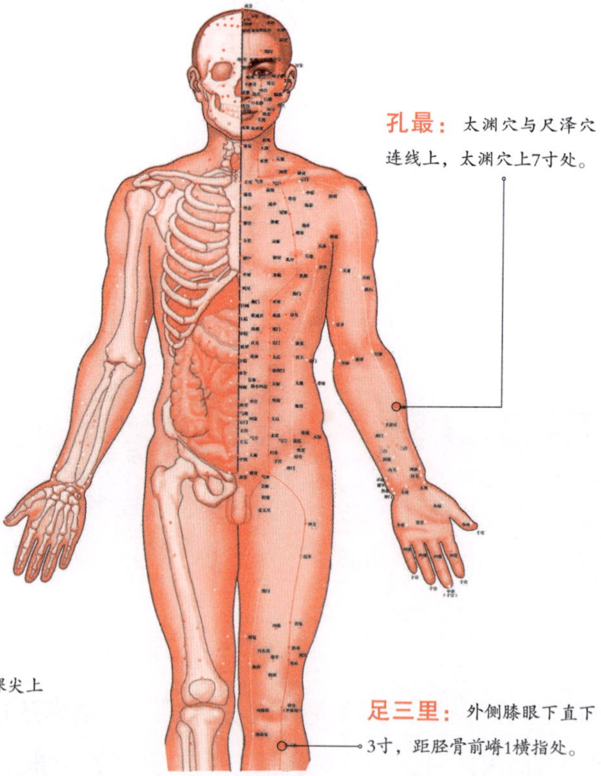

孔最：太渊穴与尺泽穴连线上，太渊穴上7寸处。

三阴交：内踝尖上3寸，胫骨后缘。

足三里：外侧膝眼下直下3寸，距胫骨前嵴1横指处。

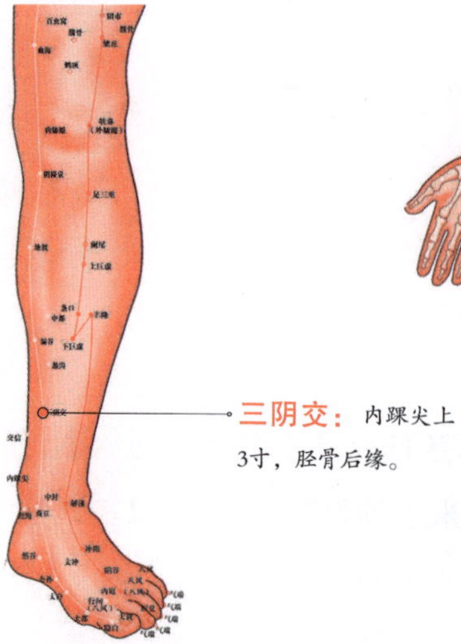

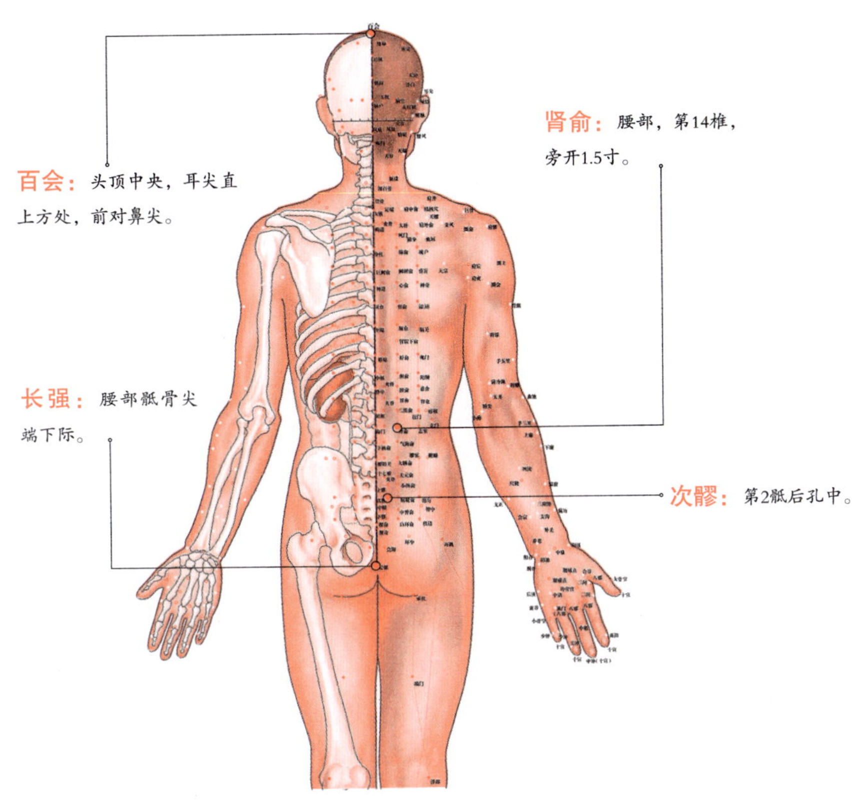

【刮痧顺序】

第一步：用单角刮法刮拭头顶部的百会穴。

第二步：用面刮法刮拭手臂内侧的孔最穴，用同样的方法刮拭脊椎处的肾俞穴至长强穴。

第三步：用平面按揉法或面刮法刮拭腿部的足三里穴和三阴交穴。

饮食宜忌

宜食：蔬菜、水果、赤小豆、槐花、蜂蜜。

忌食：辛辣、油腻的食物。

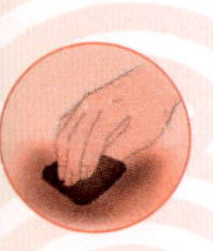

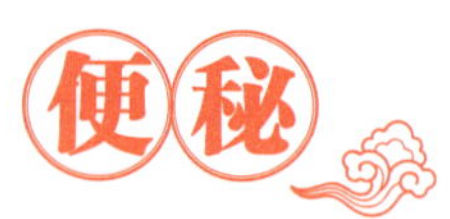

便秘

便秘主要表现为大便干结、干燥难解，且伴有腹痛、腹胀等症状。便秘可分为三种：功能性便秘、习惯性便秘、器质性病变所致的便秘。

【刮痧穴位】

任脉：关元

胃经：天枢

脾经：腹结　　公孙

膀胱经：大肠俞　小肠俞　次髎

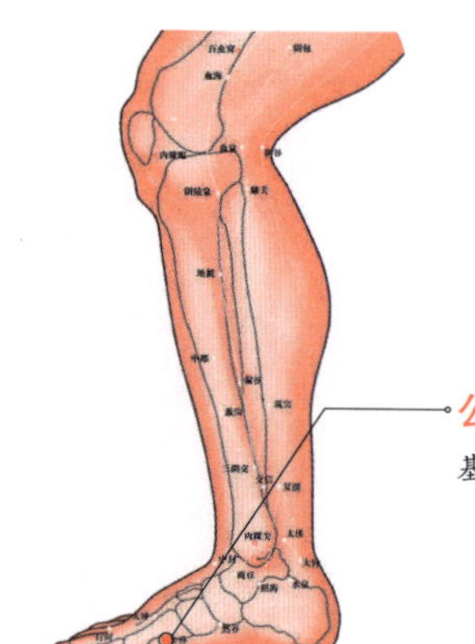

公孙：足部第1跖骨基底内侧前下方。

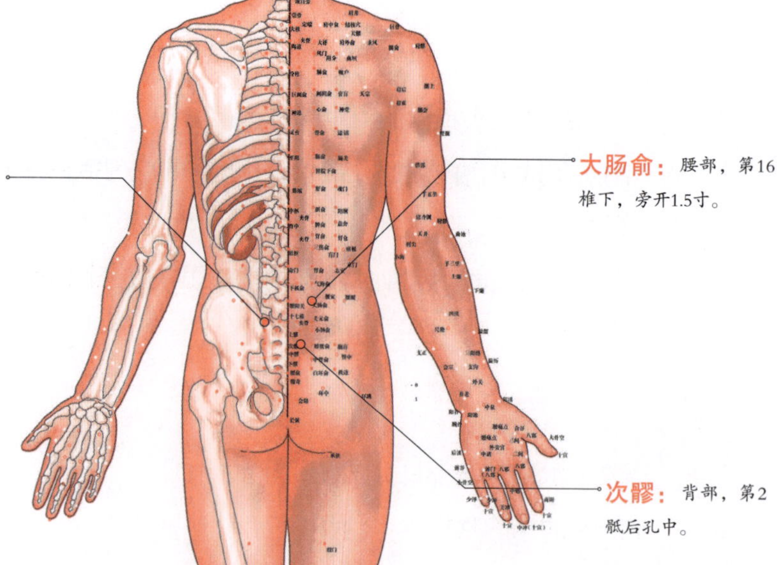

小肠俞：背部第18椎下，旁开1.5寸。

大肠俞：腰部，第16椎下，旁开1.5寸。

次髎：背部，第2骶后孔中。

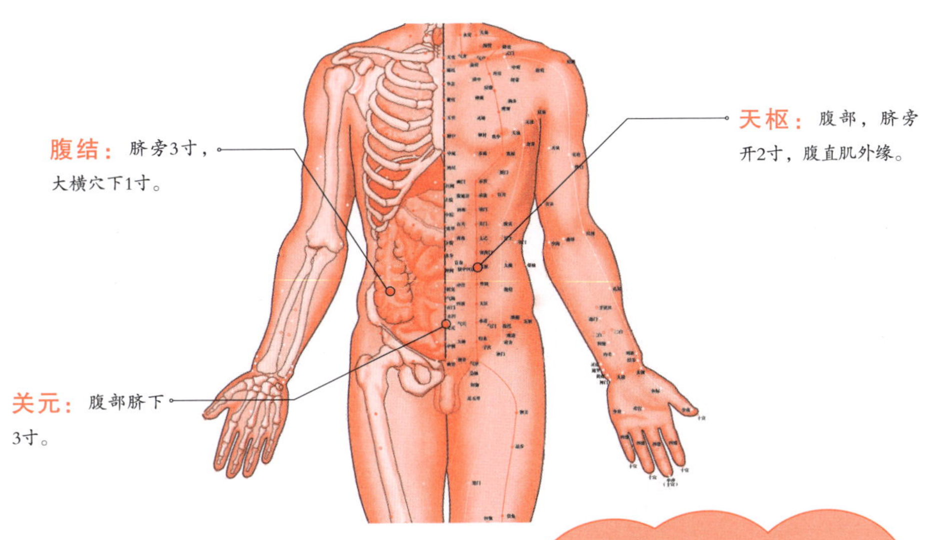

有习惯性便秘或排便不畅的患者，平时要多食含纤维素多的蔬菜、水果，保持粪便柔软，排便时不要太用力或蹲厕过久。

【刮痧顺序】

第一步：用面刮法从上到下、从内到外刮拭天枢穴、腹结穴、关元穴位处。

第二步：用面刮法刮拭脊椎的大肠俞穴、小肠俞穴、次髎穴。

第三步：用平面按揉法刮拭足部的公孙穴。

饮食宜忌

宜食：蜂蜜、香蕉、苹果、含纤维素多的青菜。

忌食：肉以及辛辣、油腻的食物。

食疗良方

蜂蜜汁：蜂蜜30～60克，芝麻油10克。用开水冲服，早晚各1次。

杏仁羹：杏仁10～20克，山药50克，胡桃肉20克，蜂蜜适量。将杏仁、山药、胡桃肉洗净去皮，打碎和匀，加蜂蜜，加水适量煮沸，频服。

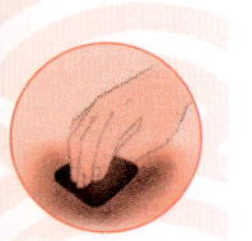

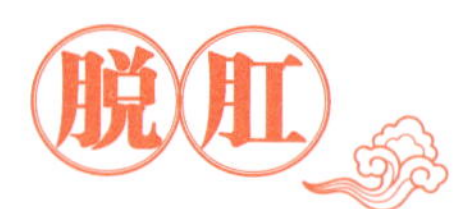

脱肛

脱肛是指肛管、直肠外翻而脱垂于肛门外，又称“肛门直肠脱垂”。若病情不严重，则可用手将其轻轻复位；若脱肛是由腹泻、便秘、百日咳、营养不良引起的，则需积极治疗原发病，原发病治愈后，脱肛现象自然会消失。

【刮痧穴位】

督脉： 百会　命门　长强

膀胱经： 次　秩边　承山

大肠经： 合谷

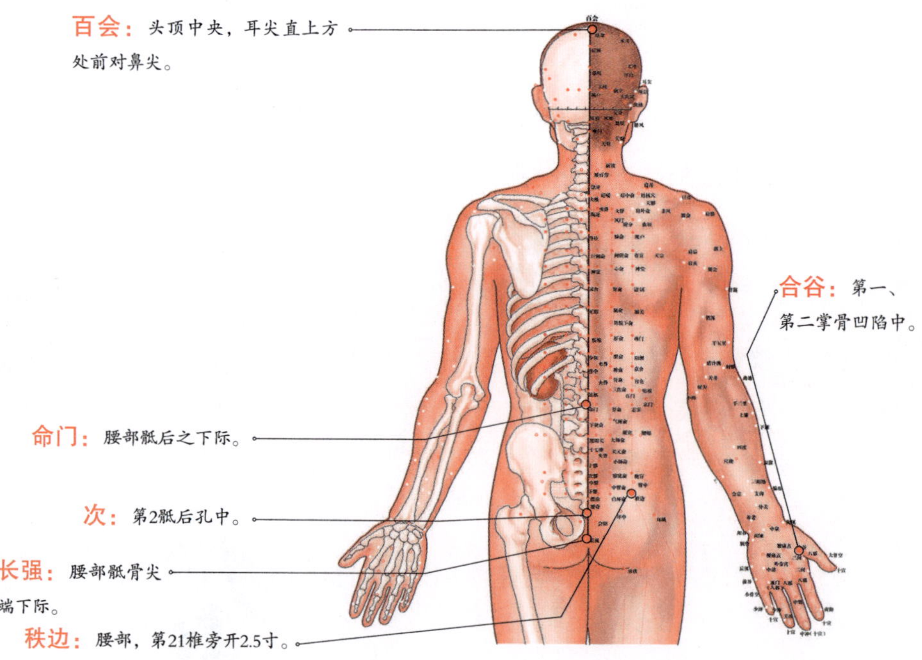

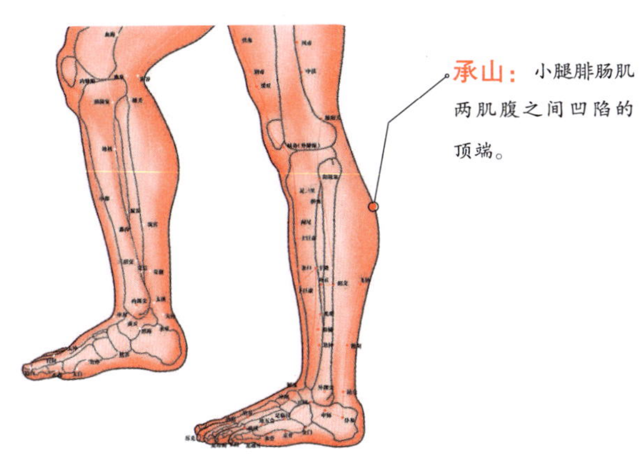

【刮痧顺序】

第一步：用单角刮法刮拭头顶部的百会穴。

第二步：用面刮法刮拭腰、骶部的命门穴、次穴、秩边穴、长强穴。

第三步：用面刮法刮拭小腿后侧的承山穴，用平面按揉法刮拭第一、第二掌骨间的合谷穴。

饮食宜忌

忌食：辛辣、生冷、油腻食物。

食疗良方

米粥：大米、小米各60克，加水煮至半熟，并加豆浆1斤，搅拌煮熟食用。

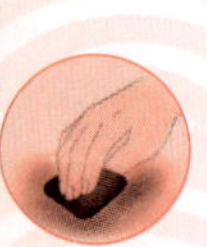

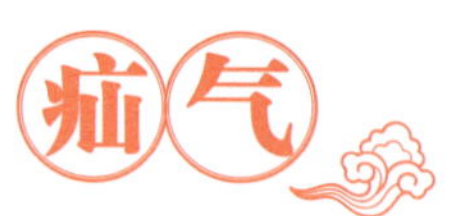

疝气多发生于腹股沟处，又称“小肠气”，主要症状为腹股沟处有肿块，由腹腔内的器官脱出到疝气袋所形成，脱出的器官以小肠居多。

【刮痧穴位】

肝经：太冲　大敦

足阴经：三阴交

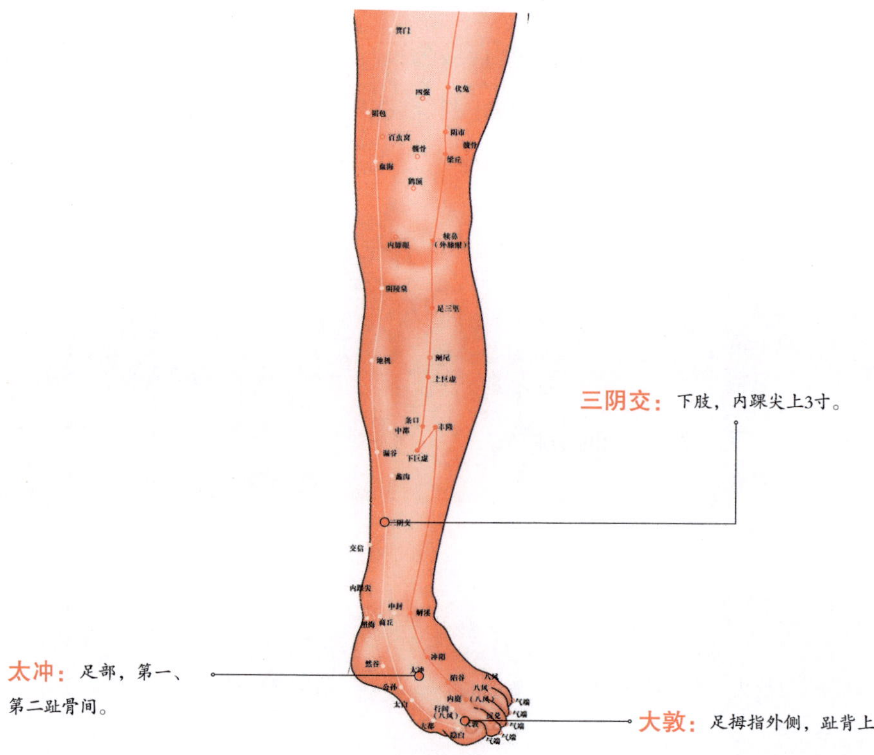

做好疝气的预防，需保持健康体重，防止腹压增高。避免推挤、举或拉扯重物，加强腹部肌肉锻炼。

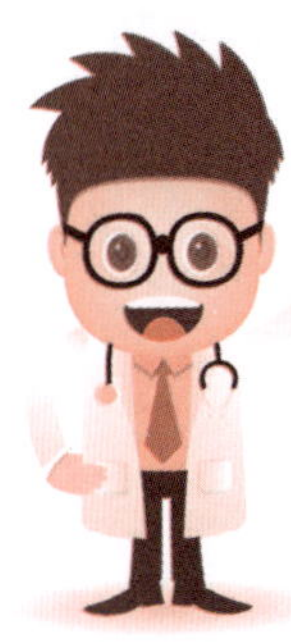

【刮痧顺序】

第一步：用垂直按揉法刮拭足背上的太冲穴和大敦穴。

第二步：用面刮法或平面按揉法刮拭小腿内侧的三阴交穴。

饮食宜忌

宜食：流质食物、茄子、无花果、刀豆、丝瓜。

忌食：生冷食物及蚕豆、花生。

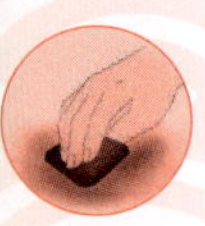

神经精神系统疾病

神经衰弱

在面对压力时无法自我治疗，经常会导致神经衰弱，主要症状表现为容易疲劳或兴奋，睡眠有障碍，且在情绪上的波动很大。如遇此情况，可以通过刮痧疗法为患者缓解神经的紧张。

【刮痧穴位】

督脉：百会

膀胱经：天柱

胆经：风池

胃经：足三里

足阴经：三阴交

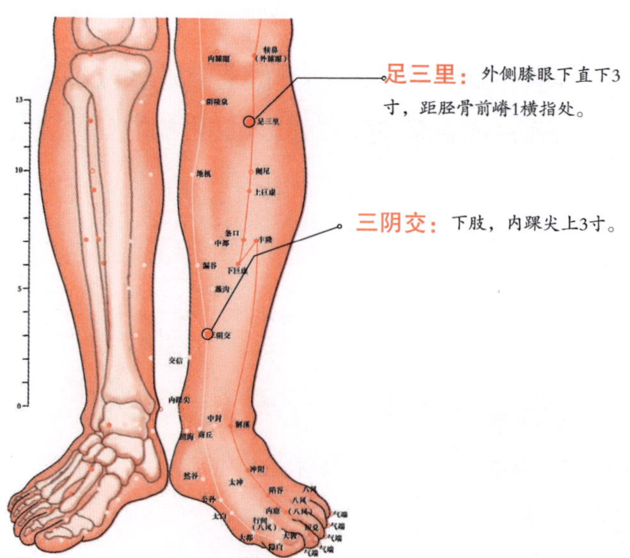

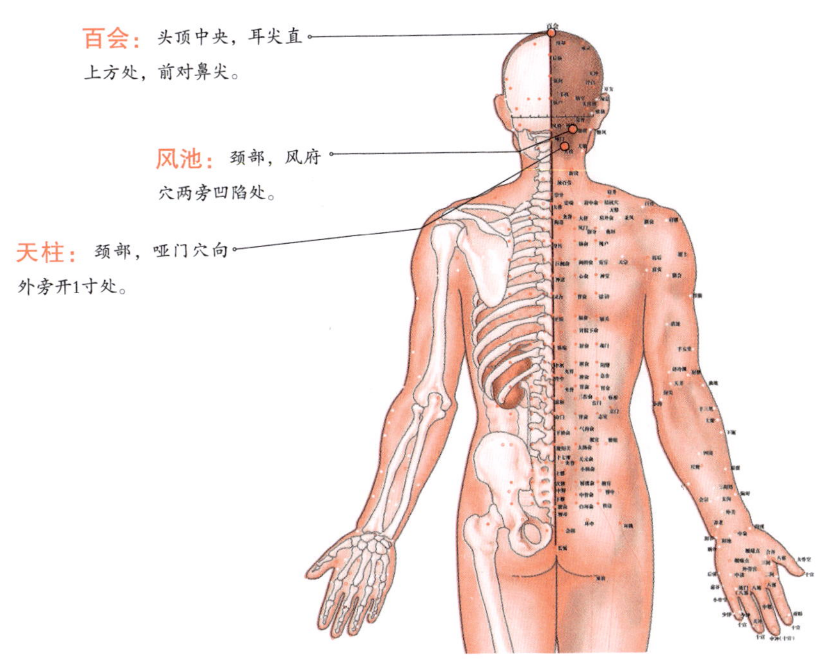

【刮痧顺序】

第一步：用单角刮法刮拭头顶及后脑的百会穴、风池穴，用刮痧板双角部从上到下刮拭天柱穴。

第二步：用平面按揉法刮拭小腿正前方的足三里穴，用同样的方法刮拭小腿内侧的三阴交穴。

饮食宜忌

宜食：动物肝脏、海鲜、花生、猪脑、核桃。

忌食：辛辣、油腻的食物及萝卜籽、肉桂。

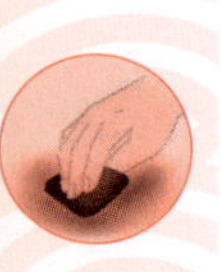

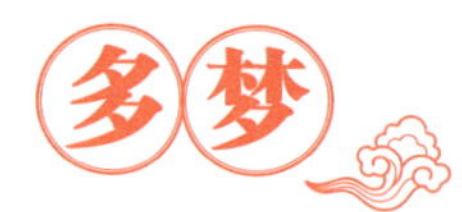

多梦

多梦的症状表现为：在睡觉时容易说梦话、踢腿等。说梦话主要是由睡眠时大脑主管语言的神经细胞活动引起的，而踢腿的动作则是由大脑神经主管动作的神经细胞活动引起的，一般而言这些都是正常的。但是，如果在做梦时有惊叫、梦游的现象，就应当格外留意了。这可能是由疲劳、受到惊吓、饮食不当等原因造成的。

【刮痧穴位】

膀胱经：心俞

心经：神门

胃经：足三里

脾经：隐白　三阴交

肝经：太冲

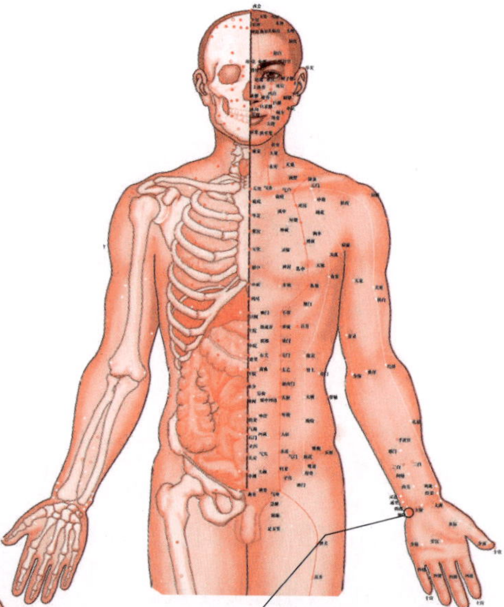

神门：手腕掌面关节，小指侧，腕横纹中.

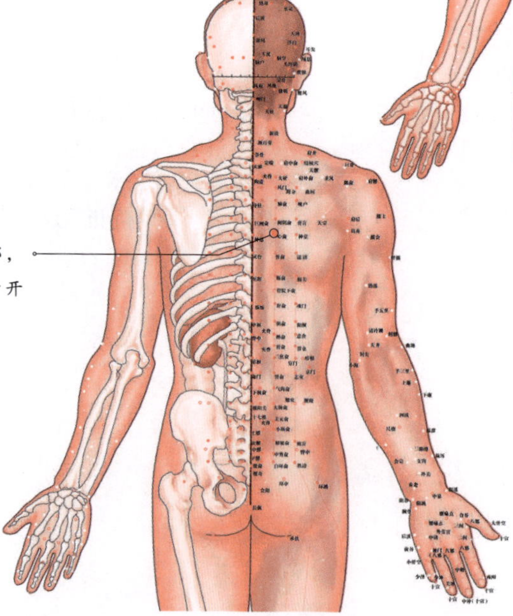

心俞：背部，第5椎下，旁开1.5寸。

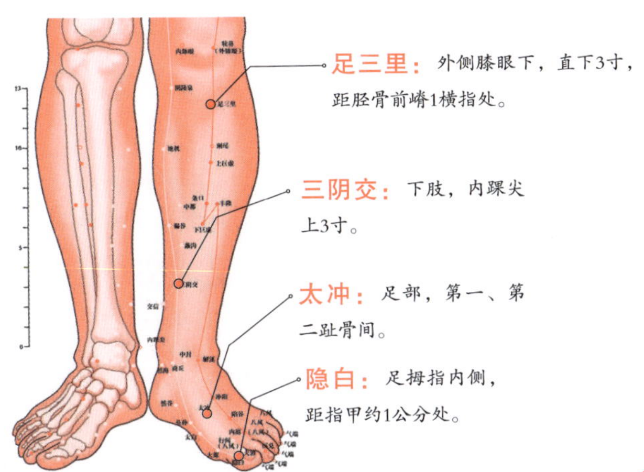

吃晚饭时不要让孩子吃过多的东西，睡前不要让孩子吃太多零食，被子不宜过重过暖，枕头不宜过高过硬。

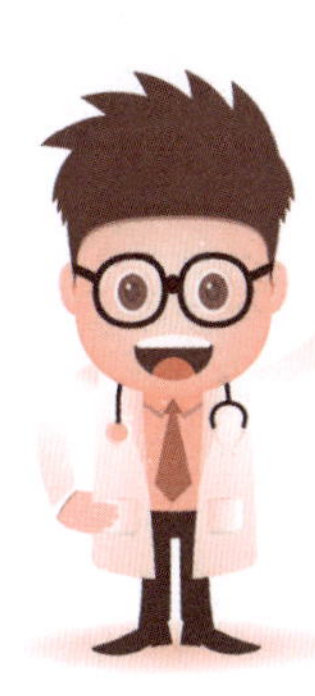

【刮痧顺序】

第一步： 用面刮法刮拭背脊处的心俞穴。

第二步： 用面刮法刮拭前臂阴面的神门穴。

第三步： 用平面按揉法或面刮法刮拭小腿正前方的足三里穴，用同样的方法刮拭小腿阴面的三阴交穴。

第四步： 用垂直按揉法刮拭足背上的太冲穴，用平面按揉法刮拭隐白穴。

饮食宜忌

宜食： 莲子芯、胡桃、蜂蜜、枣仁。

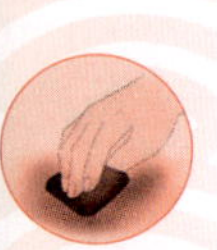

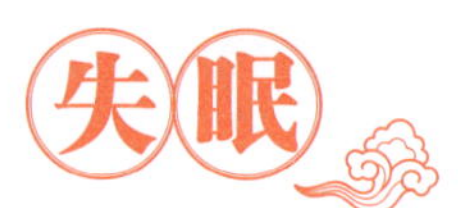

失眠

失眠与多梦有着密切的联系，睡眠不深的患者即使在睡着之后也容易多梦。失眠多与白天遇到的情景有关，让人精神紧张，不容易进入睡眠状态。

【刮痧穴位】

督脉：百会

胆经：风池　肩井

胃经：足三里

肝经：行间

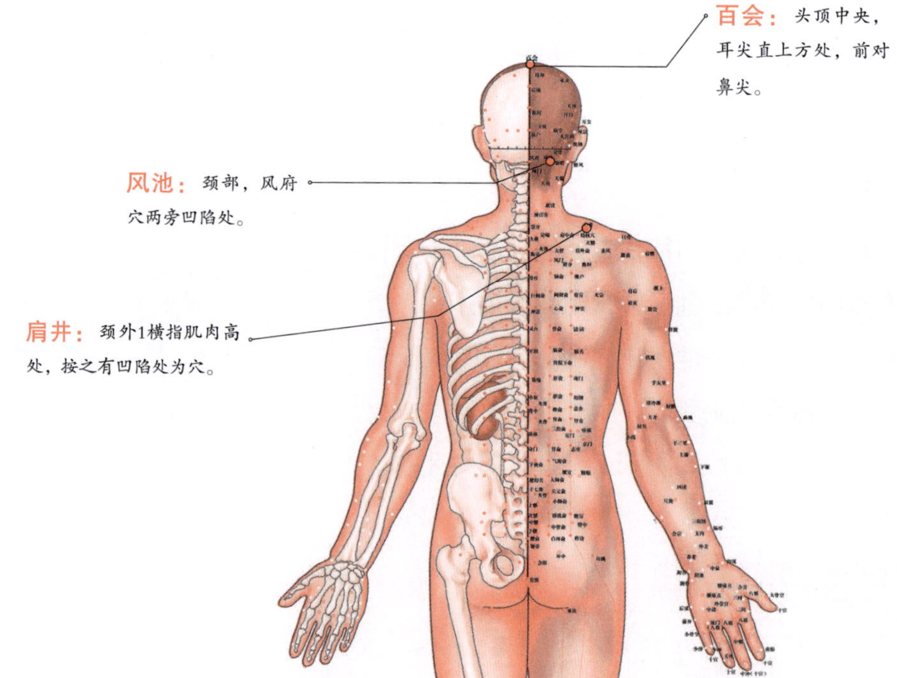

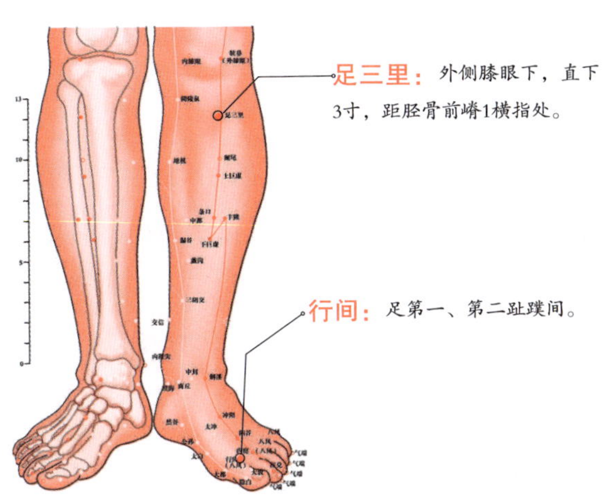

【刮痧顺序】

第一步：用角刮法进行全头刮拭，并重点刮拭百会穴。

第二步：用面刮法刮拭肩上的风池穴至肩井穴一带。

第三步：用平面按揉法刮拭小腿正前方的足三里穴。

第四步：用垂直按揉法刮拭第一、第二趾蹼间的行间穴。

饮食宜忌

宜食：牛奶、小米、百合、猪心、酸枣仁、小麦、糯米。

食疗良方

莴苣汁：莴苣汁性味同莴苣，苦、甘、凉。据有关资料记载，莴苣的乳白色浆液具有镇静、安神的功效，可助睡眠，临睡前食服效果明显。

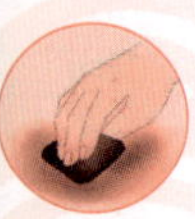

脑炎后遗症

脑炎后遗症是治疗脑炎后，还残留有神经、精神症状的疾病，其病情轻重不等，轻者可自行缓解，危重者可导致后遗症或死亡。主要症状表现为运动、感觉、意识、植物神经、精神等具有不同程度障碍或可兼而有之，临床表现为突然丧失意识、突然跌倒、四肢抽搐、口吐白沫或口中怪叫，醒后如常人。

【刮痧穴位】

督脉：哑门

胆经：风池　阳陵泉　悬钟

大肠经：曲池

肝经：太冲

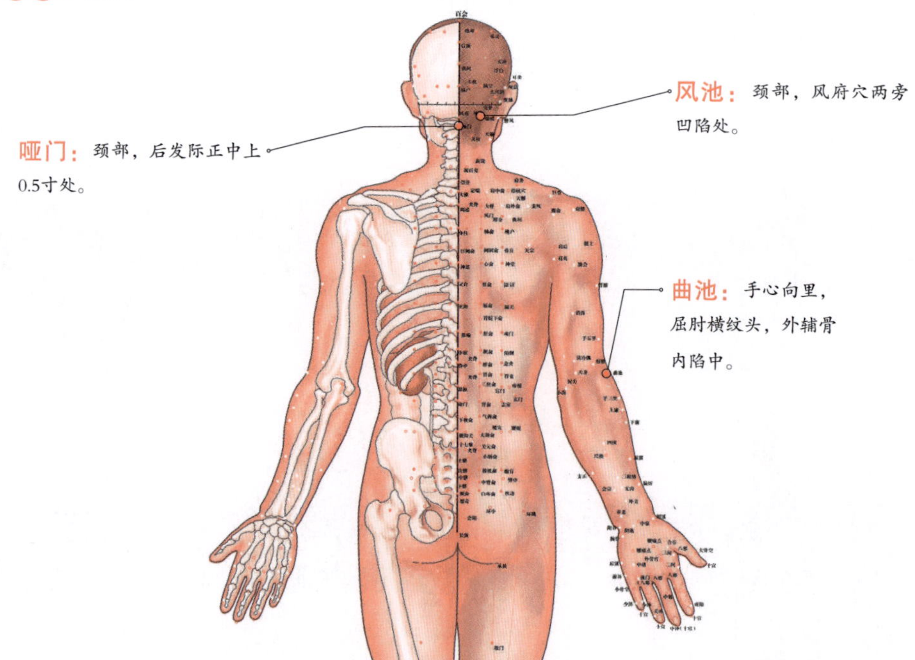

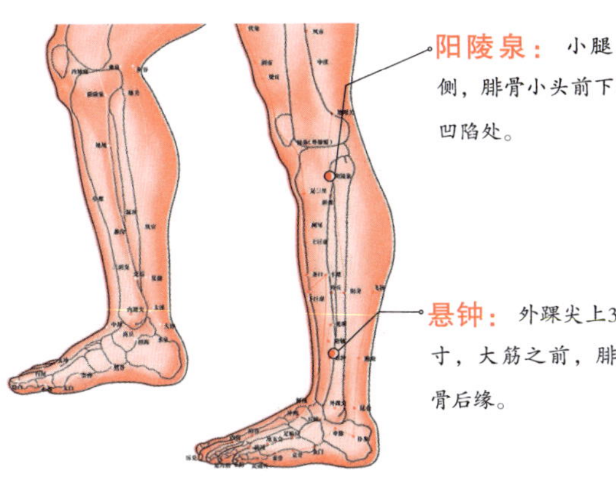

阳陵泉： 小腿外侧，腓骨小头前下方凹陷处。

悬钟： 外踝尖上3寸，大筋之前，腓骨后缘。

太冲： 足部，第一、第二趾骨间。

【刮痧顺序】

第一步： 用面刮法刮拭头后部的哑门穴、风池穴，用同样的方法刮拭手肘处的曲池穴。

第二步： 用面刮法从上到下刮拭阳陵泉穴和悬钟穴。

第三步： 用垂直按揉法刮拭足背上的太冲穴。

食疗良方

瓜藤芦根汤： 取黄瓜藤30克，鲜芦根50克，糖12克。将黄瓜藤、鲜芦根加水煮20分钟，加糖饮用。

苋菜荸荠粥： 取苋菜50克，荸荠200克，冰糖15克，粳米50克。将苋菜洗净切碎，荸荠去皮切片。将以上各种原料加水煮粥食用。

灯盏花蒸蛋： 取灯盏花9克，鸡蛋1个，盐少许。将灯盏花加入鸡蛋液中捣碎，加水和盐，隔水蒸后食用，有活血舒筋的作用。

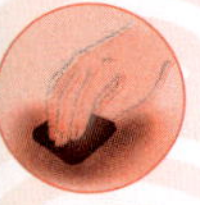

急性感染性神经根炎

急性感染性神经根炎是一种主要损害多数脊椎脊神经根及神经末梢的病症，夏秋季节为高发期。

【刮痧穴位】

大肠经：曲池

三焦经：外关

胃经：足三里

胆经：阳陵泉　绝骨

经外：八邪　八风

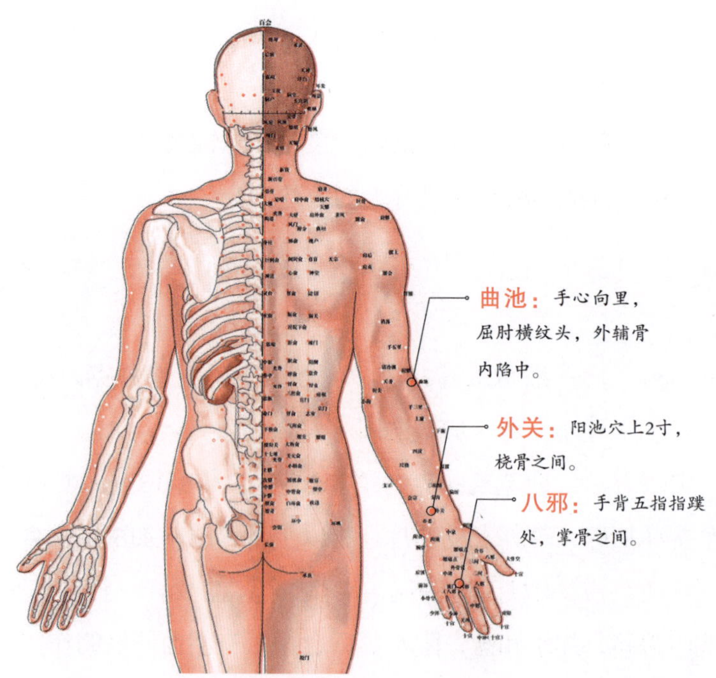

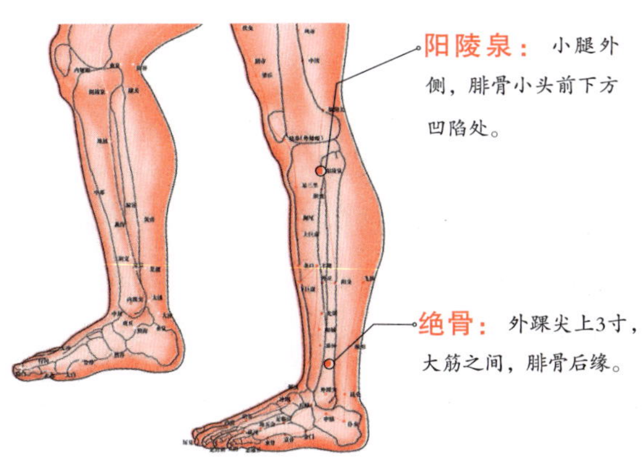

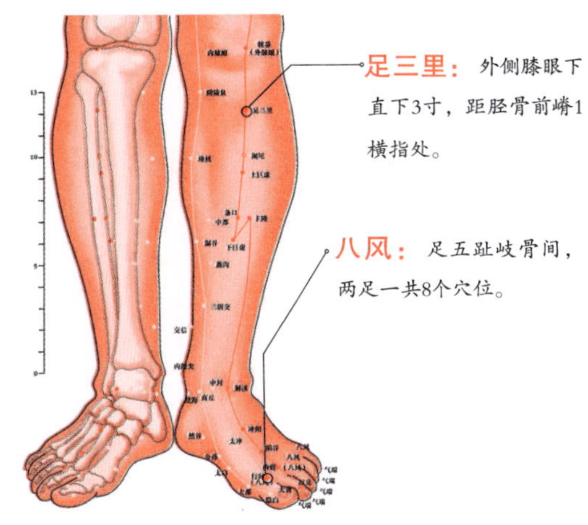

【刮痧顺序】

第一步： 用疏理经气法从上往下刮拭前臂阳面的曲池穴、外关穴。

第二步： 用垂直按揉法刮拭五指掌骨之间的八邪穴。

第三步： 用平面按揉法刮拭小腿正前方的足三里穴、小腿外侧的阳陵泉穴和位于外踝尖上3寸处的绝骨穴。

第四步： 用垂直按揉法刮拭足五趾歧骨间的八风穴。

饮食宜忌

宜食： 鸡蛋等高热量食物。

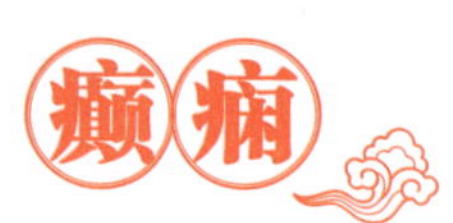

癫痫俗称“羊痫疯”，是一种脑功能障碍综合征，患病原因复杂，一般认为先天遗传、胎中受惊、后天产伤、脑伤等都有可能导致癫痫，主要表现为反复发作的肌肉抽搐和意识障碍，且伴有感觉、情感、行为或自主神经功能异常。癫痫不仅严重影响患者的身体健康，而且还会对患者的精神以及智力造成严重威胁。

【刮痧穴位】

督脉：百会　风府　陶道　身柱

膀胱经：心俞　肝俞

任脉：鸠尾

小肠经：后溪

肝经：太冲

胃经：丰隆

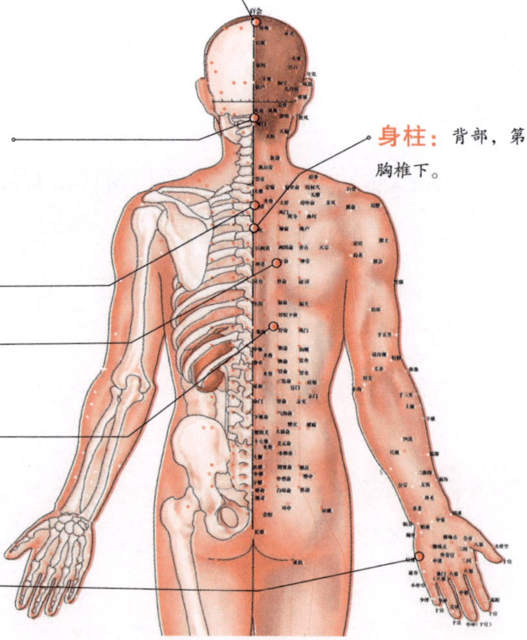

百会：头顶中央，耳尖直上方处，前对鼻尖。

风府：头部后发际正中上1寸。

身柱：背部，第3胸椎下。

陶道：背部第一、第二胸椎棘突间。

心俞：背部，第5椎下，旁开1.5寸。

肝俞：背部，第9椎下，旁开1.5寸。

后溪：小指外侧，握拳可得。

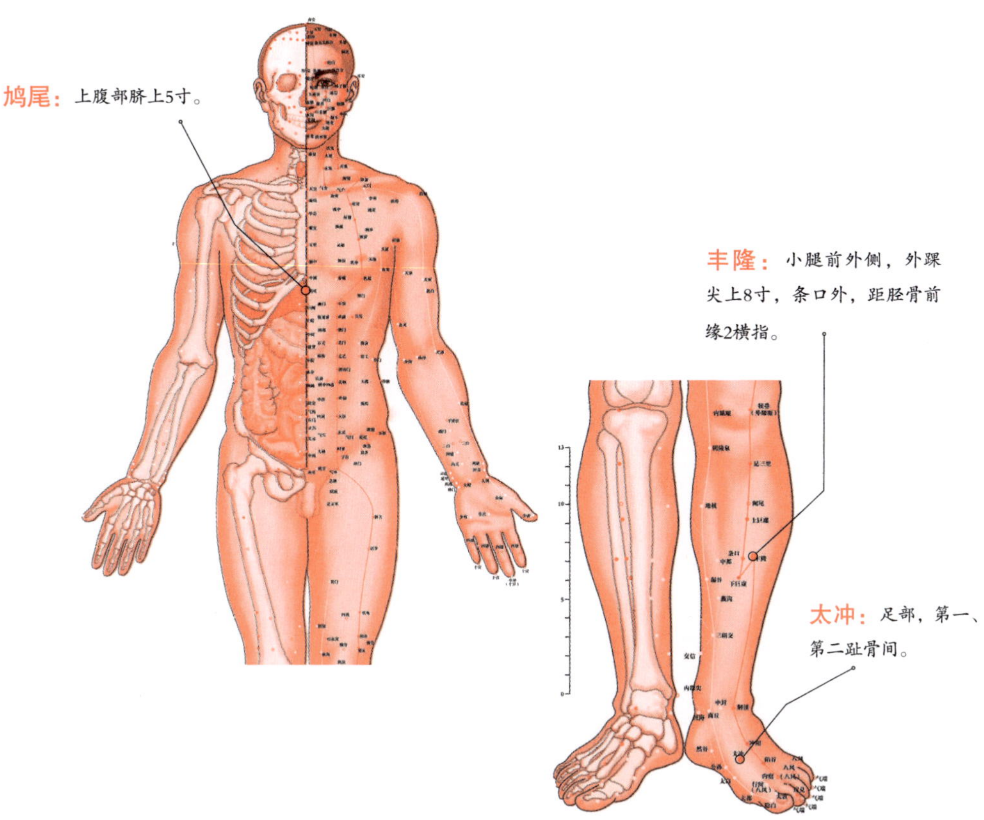

【刮痧顺序】

第一步：用角刮法刮拭头顶至后脑的百会穴。

第二步：用面刮法从上向下分段刮拭后颈部的风府穴至脊背部的陶道穴、身柱穴、心俞穴、肝俞穴；用同样的方法刮拭胸腹部的鸠尾穴。

第三步：用垂直按揉法刮拭尾指外侧的后溪穴。

第四步：用面刮法刮拭小腿前方的丰隆穴，用垂直按揉法刮拭足背的太冲穴。

饮食宜忌

宜食：荞麦、沙丁鱼、无花果、凤梨。

忌食：油腻、辛辣的食物。

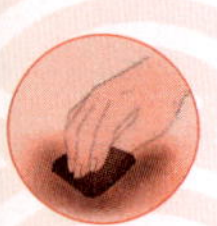

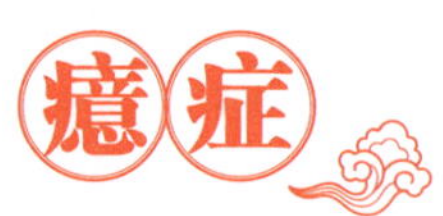

癔症多由心理疾病引起，容易受环境的影响，身体的疾病也可能会引发患者不正常的癔症心理。

【抑制型的刮痧穴位】

任脉：膻中　人中

心包经：内关

【兴奋型的刮痧穴位】

任脉：膻中

心包经：内关

心经：神门

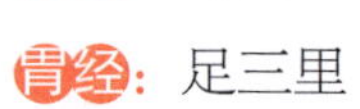

肝经：太冲

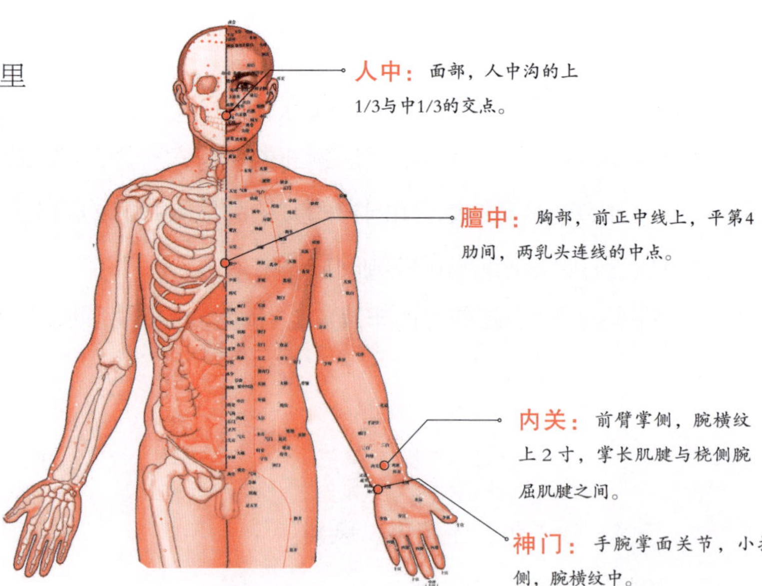

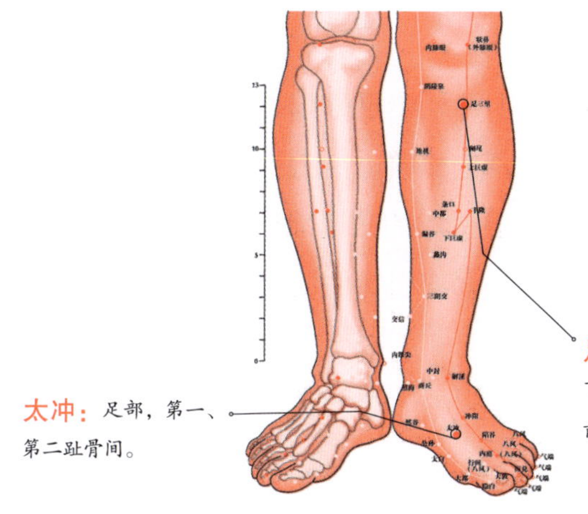

【抑制型的刮痧顺序】

第一步： 用点按法刮拭鼻柱下的人中穴。

第二步： 用面刮法刮拭两乳头中间的膻中穴。

第三步： 用面刮法刮拭腕上两筋间的内关穴。

【兴奋型的刮痧顺序】

第一步： 用面刮法刮拭两乳头之间的膻中穴。

第二步： 用面刮法刮拭腕上的内关穴、神门穴。

第三步： 用平面按揉法刮拭小腿正前方的足三里穴。

第四步： 用垂直按揉法刮拭足背上的太冲穴。

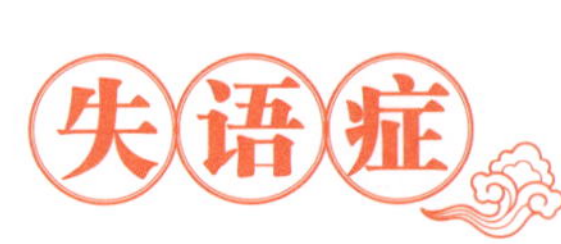

失语症是指由于神经中枢病损导致抽象信号思维障碍，从而丧失口语、文字的表达和领悟能力的病症。但是，失语症不包括由于意识障碍和普通的智力减退造成的语言症状，也不包括由听觉、视觉、书写、发音等感觉和运动器官的损害引起的语言、阅读和书写障碍。

【刮痧穴位】

督脉： 哑门

任脉： 廉泉　天突

心包经： 内关

心经： 通里

大肠经： 合谷

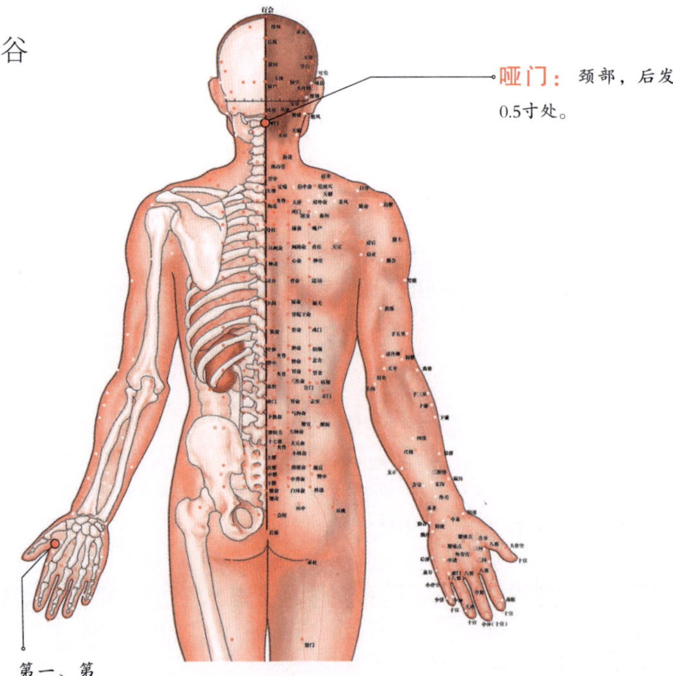

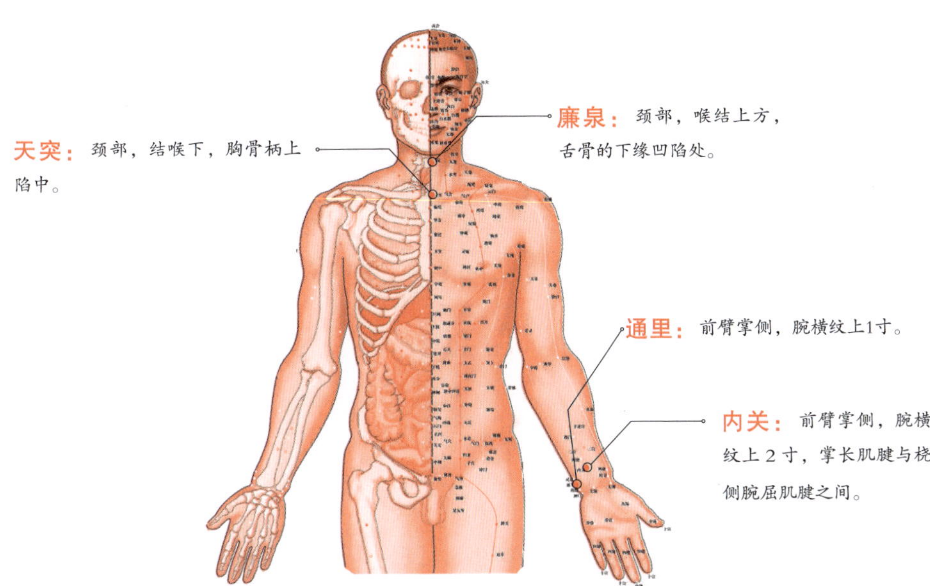

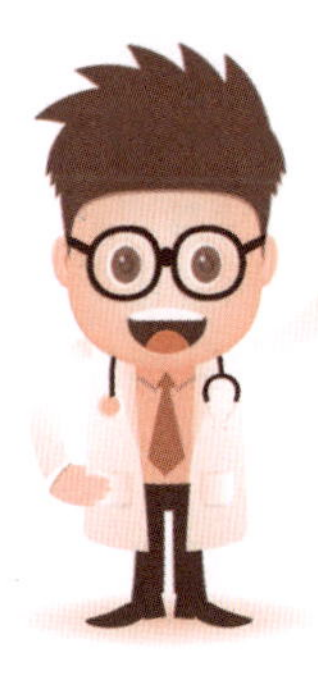

失语症的治疗原则上要有针对性：根据患者是否存在失语症、类型、程度，以便明确治疗方向。失语症的康复目标是通过语言治疗，最大限度地改善患者的语言能力和交流能力，使之回归家庭和社会。

【刮痧顺序】

第一步：用单角刮法刮拭颈部的哑门穴。

第二步：用面刮法从上而下刮拭前颈部的廉泉穴、天突穴。

第三步：用面刮法刮拭前臂阴面的内关穴、通里穴。

第四步：用平面按揉法刮拭第一、第二掌骨间的合谷穴。

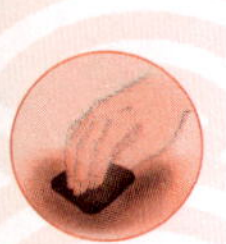

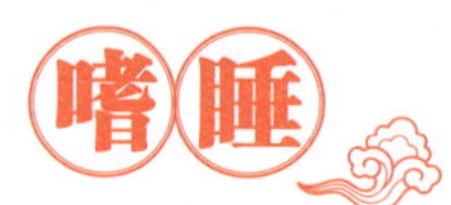

嗜睡

嗜睡是指白天过度睡眠，能引起不可抑制性睡眠的发生。这些睡眠经常会在不适宜的时间发生，如说话、吃饭或驾车时。嗜睡最常发生在不活动或从事重复性、单调的活动时，对日常生活造成很大影响。

【刮痧穴位】

督脉：百会

胆经：风池

心经：神门

胃经：足三里

肝经：太冲

百会：头顶中央，耳尖直上方处，前对鼻尖。

风池：颈部，风府穴两旁凹陷处。

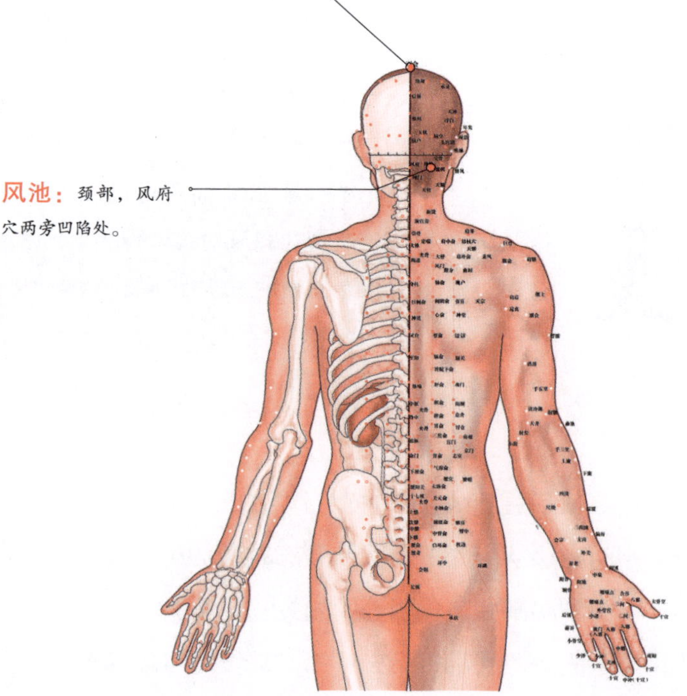

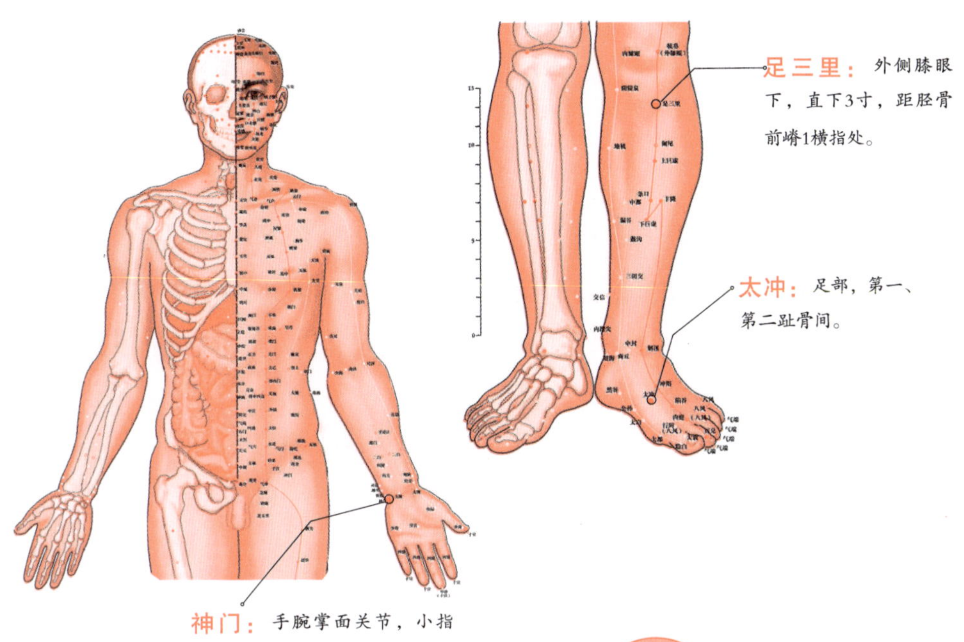

每餐都不要吃得过饱，注重早餐，讲求营养均衡。

【刮痧顺序】

第一步： 用角刮法刮拭头顶及后脑的百会穴和风池穴。

第二步： 用面刮法刮拭前臂阴面的神门穴。

第三步： 用平面按揉法刮拭小腿正前方的足三里穴。

第四步： 用垂直按揉法刮拭足背上的太冲穴。

饮食宜忌

宜食： 鱼类、鸡蛋、牛奶、猪肝、新鲜蔬菜、紫菜、海带。

忌食： 油腻、黏滞、辛辣的食物。

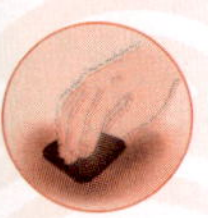

面部神经麻痹

面部神经麻痹是一侧面神经受到损害而产生的面部肌肉运动障碍，主要是由面神经风湿性疾患以及内耳疾病或寒冷、外伤、脑基底部炎症引起。面部神经麻痹可以通过刮痧的方法进行治疗，多数能康复。

【刮痧穴位】

胆经：阳白　听会　风池

胃经：颊车　地仓　内庭

三焦经：翳风

膀胱经：睛明

大肠经：合谷

经外：太阳

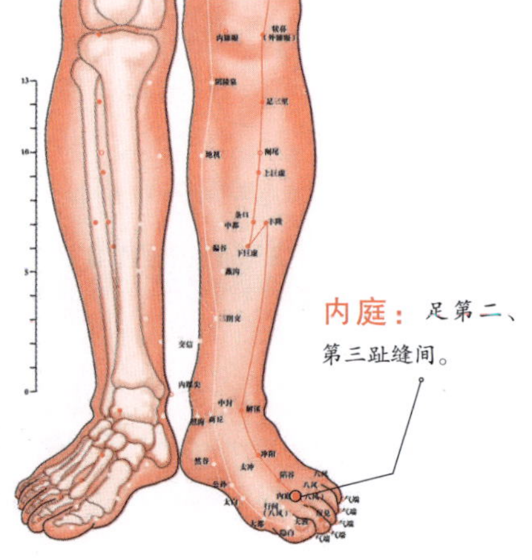

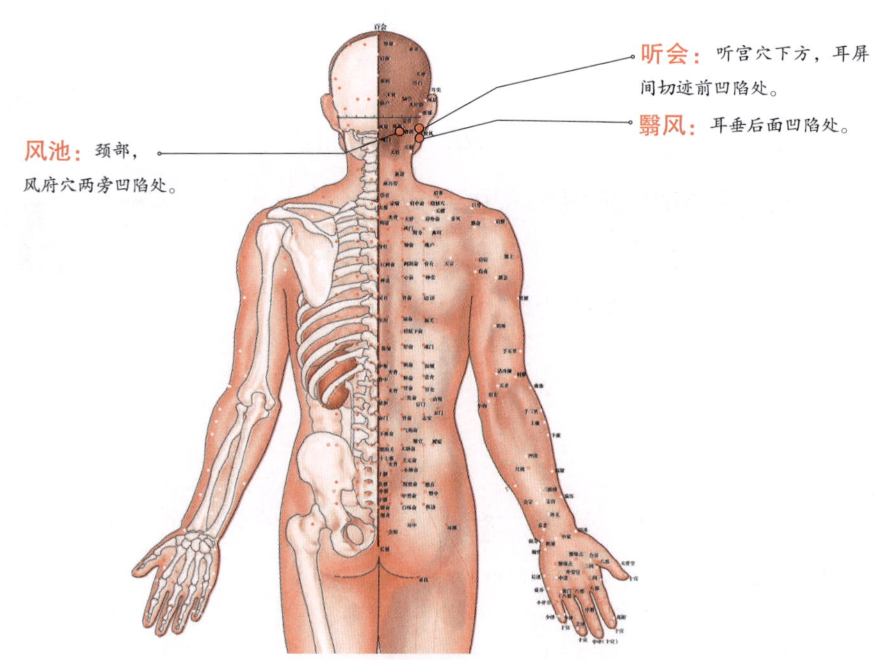

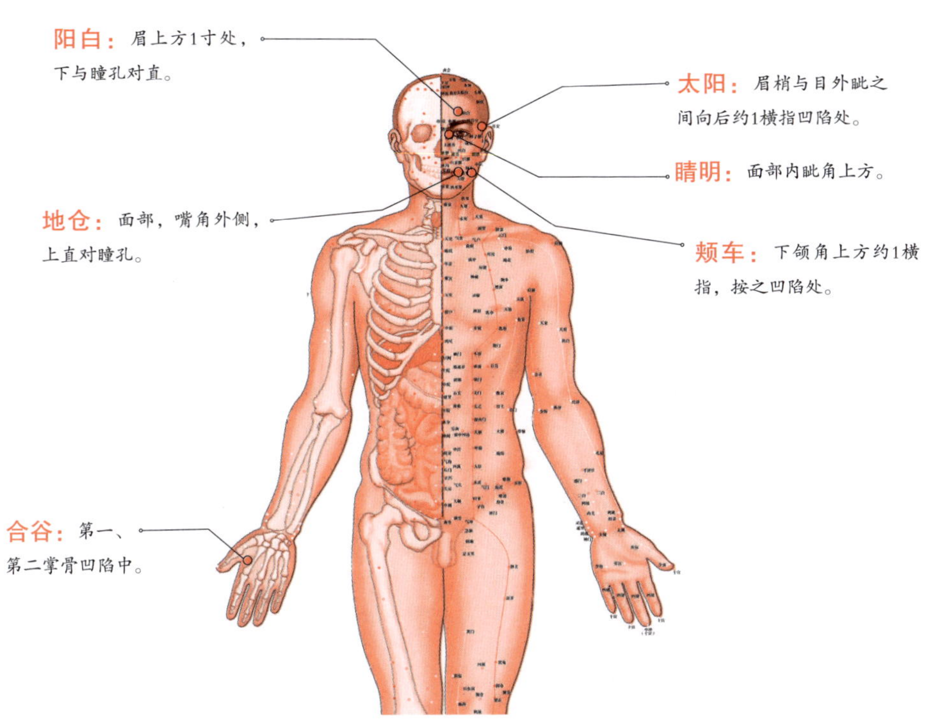

【刮痧顺序】

第一步：用平面按揉法刮拭阳白穴，并用刮痧板的角部平面按揉太阳穴。

第二步：用单角刮法刮拭耳朵周边的听会穴、颊车穴、翳风穴。

第三步：用平面按揉法刮拭面部的睛明穴、地仓穴，用同样的方法刮拭项部的风池穴。

第四步：用垂直按揉法刮拭足趾的内庭穴。

第五步：用平面按揉法刮拭第一、第二掌骨间的合谷穴。

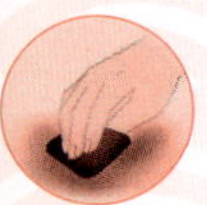

新陈代谢及内分泌系统疾病

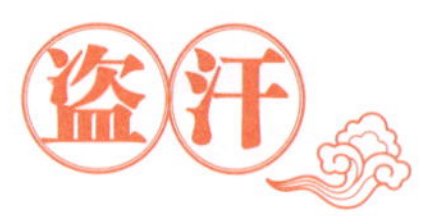

盗汗为睡时出汗，醒来汗止，主要见于体质较弱者，因患者的病情不同，其出汗量也不同，主要原因为表虚不固、营卫不和、脾胃积热、肺虚痰热或阳气衰损。

【刮痧穴位】

督脉：大椎

大肠经：合谷

小肠经：后溪

心经：阴郄

大椎：第7颈椎与第1胸椎棘突之间。

后溪：小指外侧，本节后陷中，握拳可得。

合谷：第一、第二掌骨凹陷中。

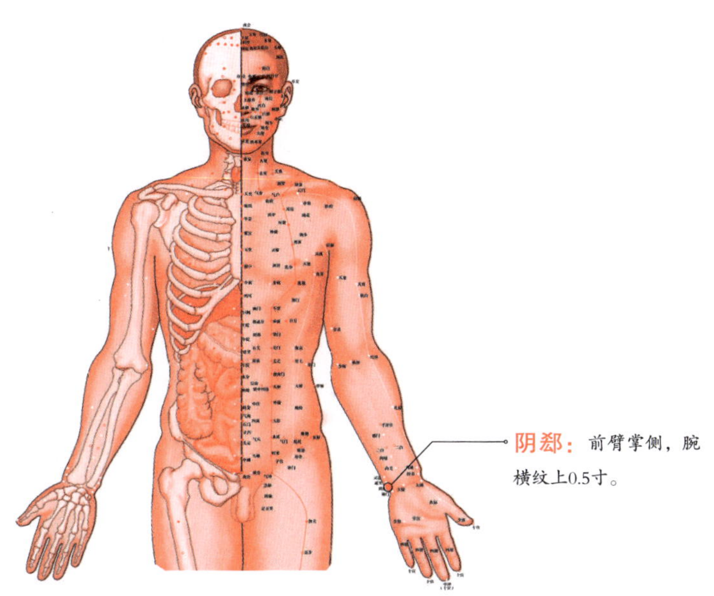

【刮痧顺序】

第一步：用面刮法刮拭脊椎处的大椎穴。

第二步：用平面按揉法刮拭拇指和食指间的合谷穴和小指外侧的后溪穴。

第三步：用面刮法刮拭腕部的阴郄穴。

食疗良方

猪排骨汤：猪排骨1 000克，太子参50克，炖汤分数次食用，可治疗生理性及缺钙引起的盗汗。

枸杞饮：枸杞根皮15克，小麦6克，麦门冬6克，加水煎煮至小麦熟，取汁，去渣，分次饮用。

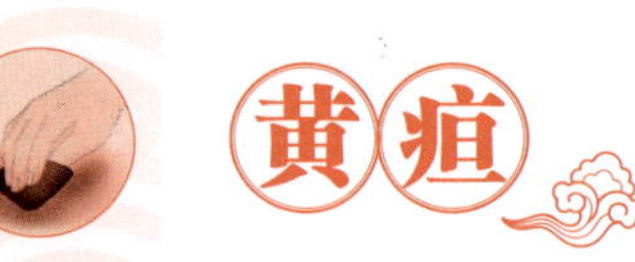

黄疸

黄疸是指皮肤、黏膜及巩膜出现黄色的一种体征，发病原因较多，从中医的角度来说主要分为湿热胎黄、寒湿胎黄、瘀血胎黄、胎黄动风四种类型，以目黄、身黄、小便黄为主要表现。

有些胆囊病、肝脏病和血液病也会引发该病症。

【刮痧穴位】

督脉：至阳

膀胱经：胆俞

任脉：中脘

心包经：郄门　劳宫

小肠经：后溪

胃经：足三里

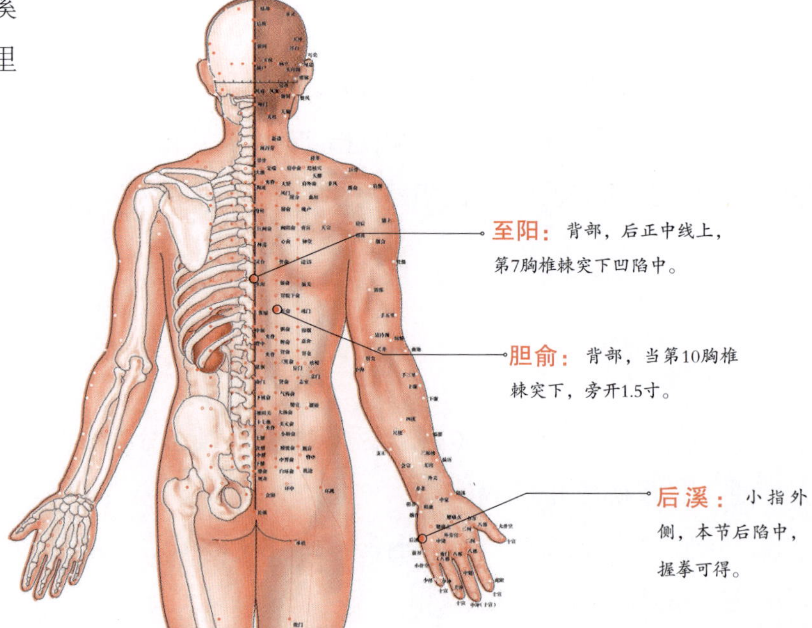

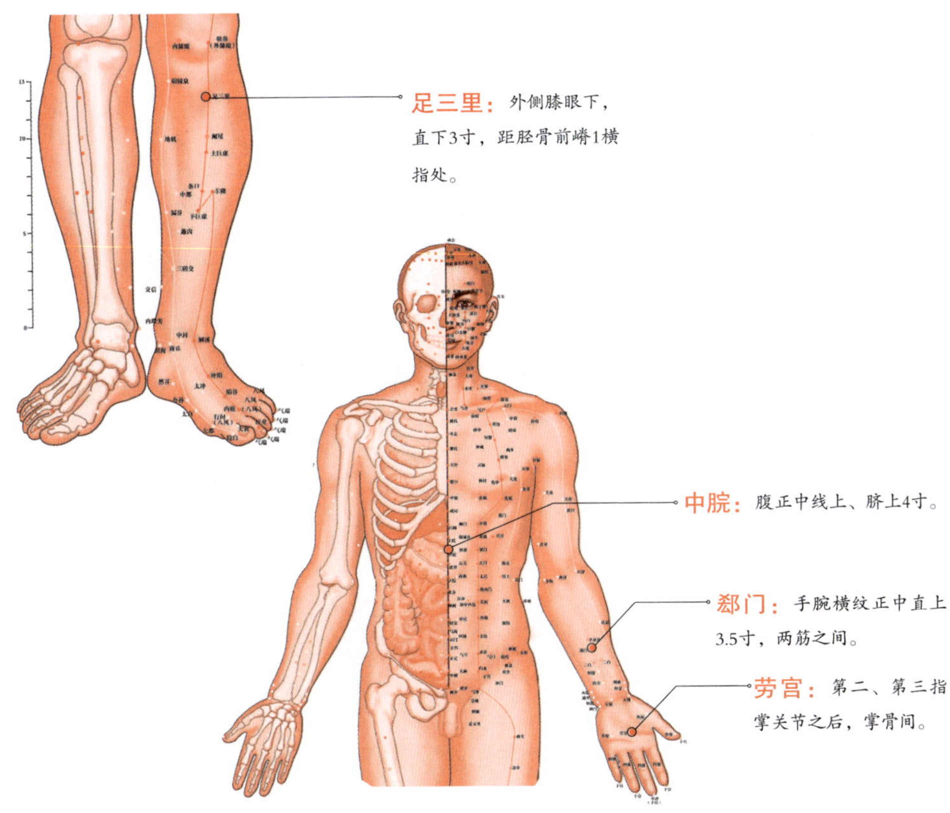

【刮痧顺序】

第一步： 用面刮法刮拭脊椎的至阳穴、胆俞穴，用同样的方法刮拭腹部的中脘穴。

第二步： 用面刮法刮拭上臂的郄门穴和后溪穴，用平面按揉法刮拭劳宫穴。

第三步： 用平面按揉法刮拭小腿正前方的足三里穴。

食疗良方

干姜红糖茶： 干姜2克，切成细薄片，加入滚开水冲泡，焖数分钟后加红糖10克，去渣，代茶饮。每日1剂，10天为一个疗程。

玉米芯茶： 玉米芯20克，茶叶3克，红糖10克。共煎水，代茶饮，每日1剂，10天为一个疗程。

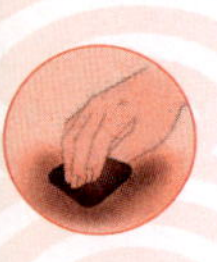

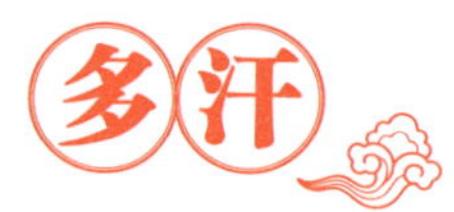

多汗

多汗是指全身或局部汗腺分泌汗液过多。生理性多汗是指由于生理性体温调节的需要，如外界气温过高、穿衣服过多、剧烈活动，机体为了维持正常的体温而分泌较多汗液的一些病症，如佝偻病、结核病、风湿热、神经系统疾病等也可引起患者多汗，在多汗的情况下，睡眠时会全身或半身出汗，这是病理性多汗。

【刮痧穴位】

经外穴：喘息

膀胱经：肾俞

肾经：复溜

大肠经：合谷

小肠经：后溪

任脉：气海

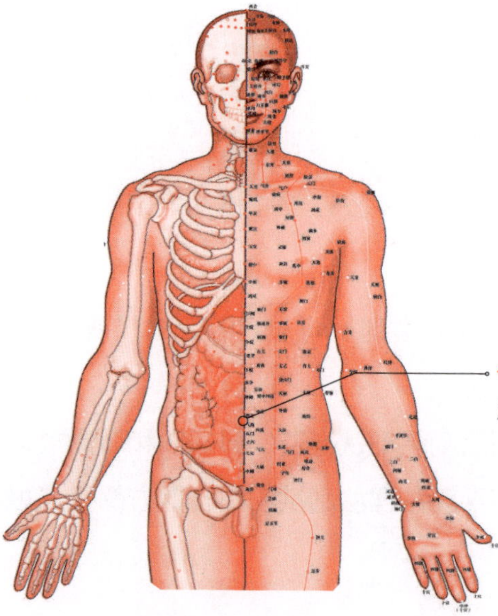

气海：下腹部，脐下1.5寸。

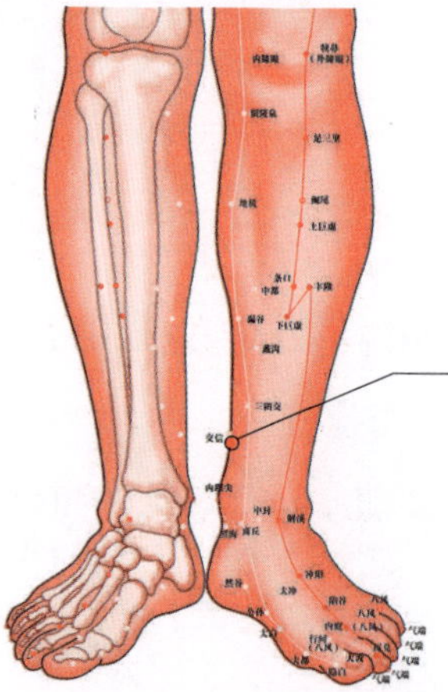

复溜：太溪穴上2寸，跟腱之前缘。

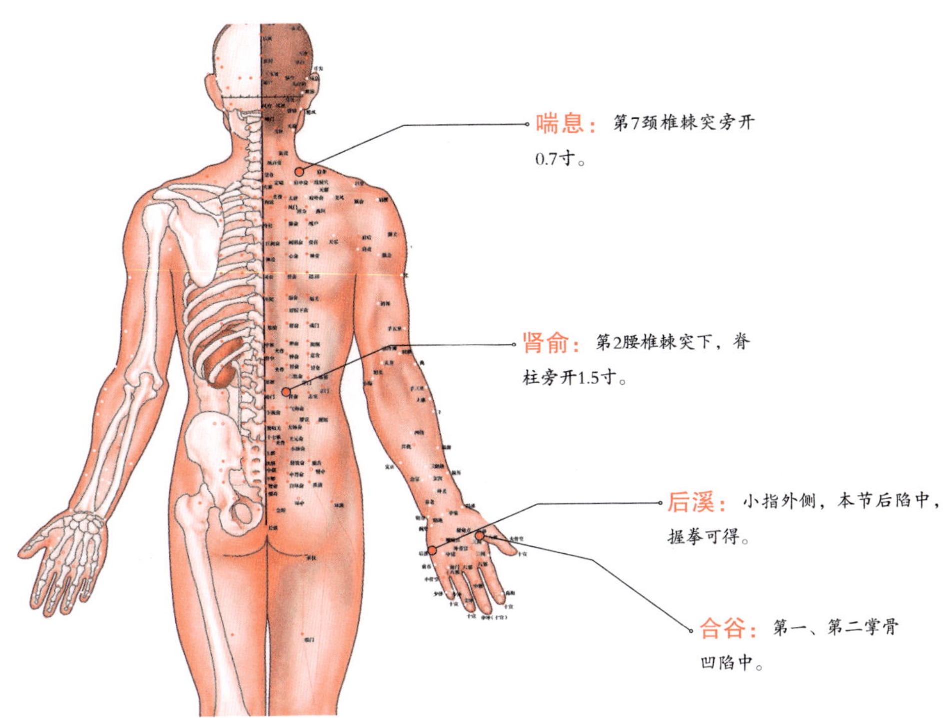

【刮痧顺序】

第一步：用面刮法刮拭颈椎上的喘息穴，用同样的方法刮拭腰椎的肾俞穴。

第二步：用平面按揉法刮拭小指外侧的后溪穴和第一、二掌骨的合谷穴。

第三步：用面刮法刮拭小腹的气海穴和小腿内侧的复溜穴。

食疗良方

气阴两虚型的人多汗：主要表现为寐则多汗、形瘦肢冷、神萎倦睡、口渴便干。可取黑豆30克，桂圆肉10克，大枣30克煮汤，一日分2次食完，15天为一个疗程。

营卫不和型的人多汗：主要表现为汗出遍身、胃口不佳、面色倦白等症状。可取黄芪15克，大枣20颗，加水煮汤食，每日1剂，分2~3次服完，15天为一个疗程。

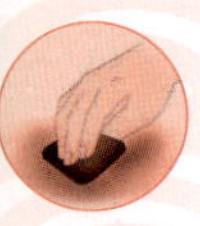

男科疾病

前列腺炎

前列腺炎的症状表现为：尿急、尿频、尿时会阴部疼痛、余尿不尽，尿白浊并有炎性分泌物从尿道排出、神疲乏力、腰膝怕冷等。急性前列腺炎严重或未彻底治疗会转为慢性前列腺炎。性生活不正常、长时间骑自行车、骑马或久坐，前列腺按摩过重或过于频繁造成的前列腺充血也会引发前列腺炎。尿液刺激及淋球菌、非淋球菌等病原微生物感染等原因也可能导致前列腺炎。

【刮痧穴位】

膀胱经：肾俞　膀胱俞

胃经：水道　归来

肾经：复溜　太溪

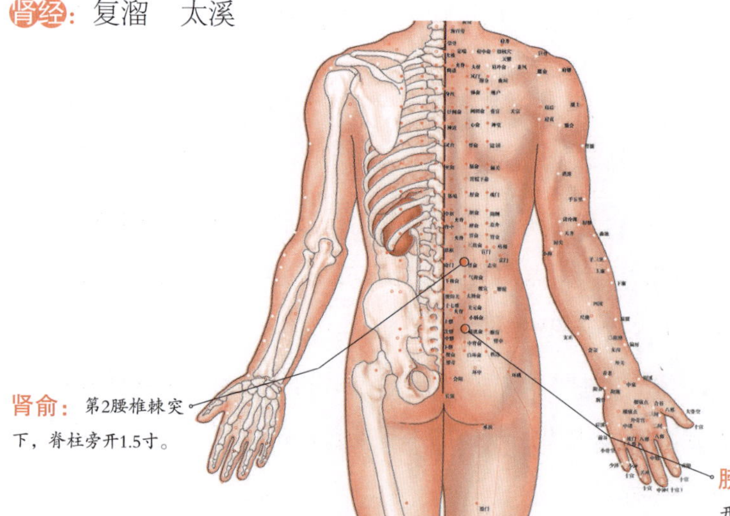

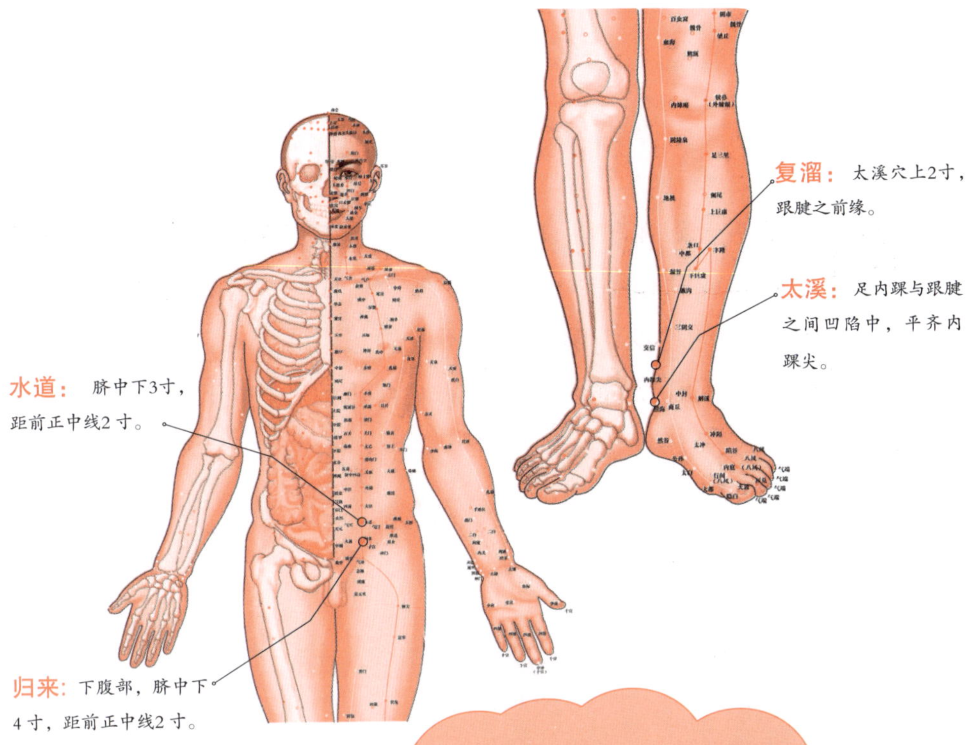

平时要多饮水、多排尿，因为尿液经常冲洗尿道有助于前列腺分泌物的排出，也有利于预防重复感染。

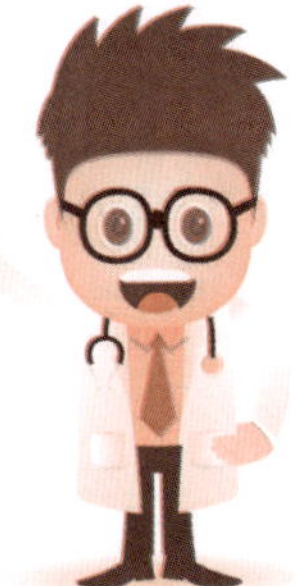

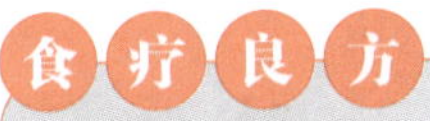

【刮痧顺序】

第一步：用面刮法刮背腰部的肾俞穴、膀胱俞穴。

第二步：用面刮法刮胸腹部的水道穴、归来穴。

第三步：用面刮法或点按法刮下肢部的复溜穴、太溪穴。

食疗良方

冬瓜海带薏米汤：鲜冬瓜（连皮）250克， 海带100克。将冬瓜切成粗块，将海带切成片状，加薏米适量同放进沙锅，加适量清水煮汤食用。

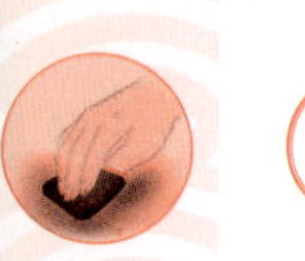

阳痿

阳痿是指未到性功能衰退时期的男子在有性欲要求时，阴茎不能勃起或勃起不坚；或者虽有勃起且有一定程度的硬度，但不能保持足够时间的性交。阴茎完全不能勃起叫完全性阳痿，阴茎虽能勃起但其硬度不够称不完全性阳痿，从发育开始后就出现阳痿者称原发性阳痿。

【刮痧穴位】

膀胱经：次髎　肾俞

任脉：神阙　关元

足阴经：三阴交

肾经：复溜

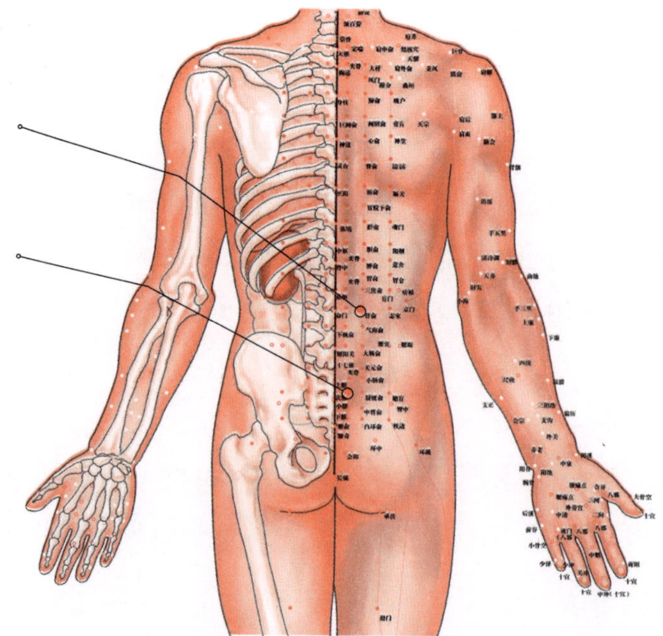

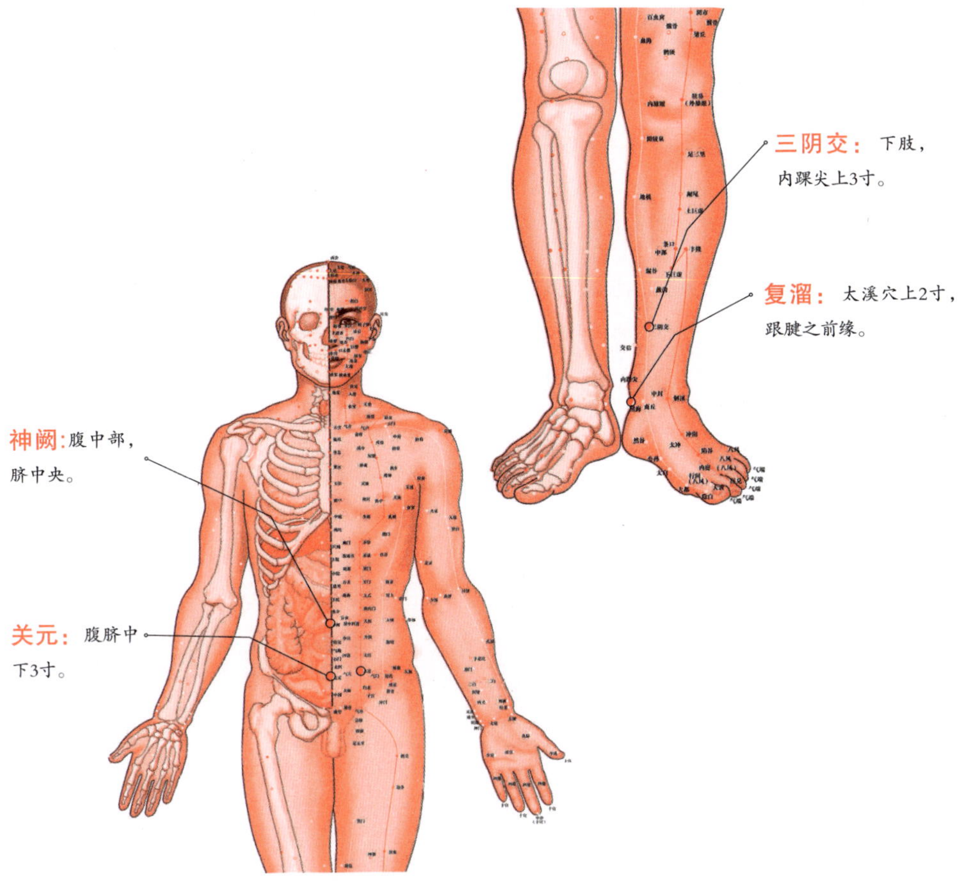

【刮痧顺序】

第一步：用面刮法刮拭次髎穴、肾俞穴、神阙穴、关元穴。

第二步：用面刮法刮拭小腿阴面的复溜穴。

第三步：用平面按揉法刮拭小腿内侧的三阴交穴。

食疗良方

壮阳的食物：如狗肉、羊肉、核桃、牛鞭、羊肾等。

含精氨酸食物：如山药、银杏、冻豆腐、鳝鱼、海参、墨鱼、章鱼等，都有助于提高性功能，平时应多吃这些食物。

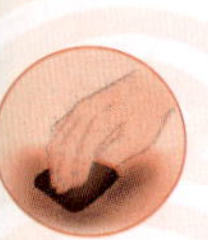

遗精

遗精是不因性生活而精液遗泄的病症。多是因为神经衰弱，或者性交过频、肾虚不固，以及色欲过度等所致。遗精伴有头晕、乏力、腰酸腿软、多梦、盗汗、烦热等症状。根据临床可分为生理性遗精和病理性遗精。

【刮痧穴位】

膀胱经： 肾俞　八髎

任脉： 神阙　关元

足阴经： 三阴交

肾经： 太溪

少吃辛辣、有刺激性的食物，少抽烟，少喝酒和咖啡。

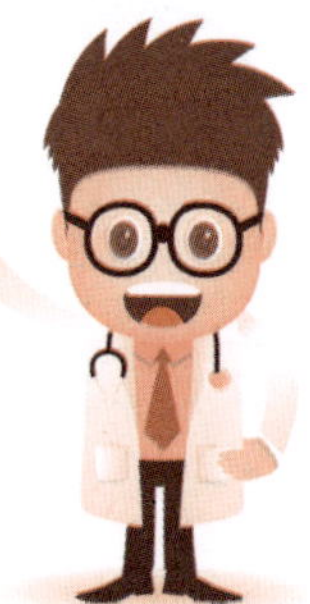

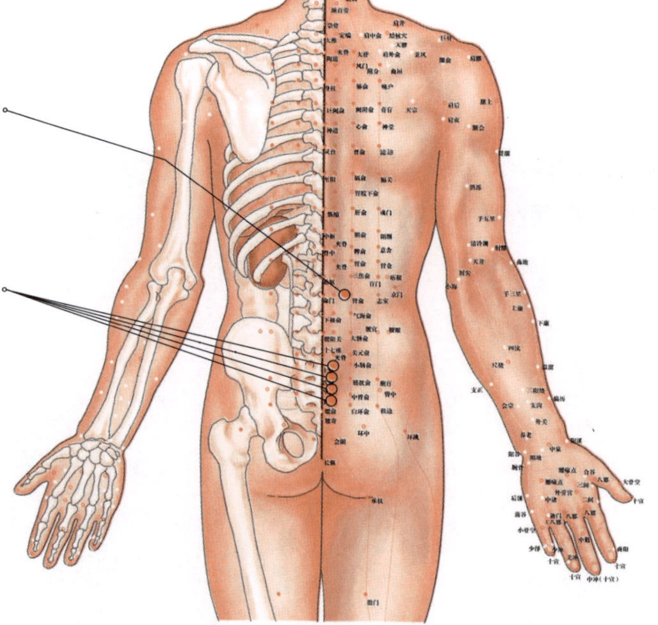

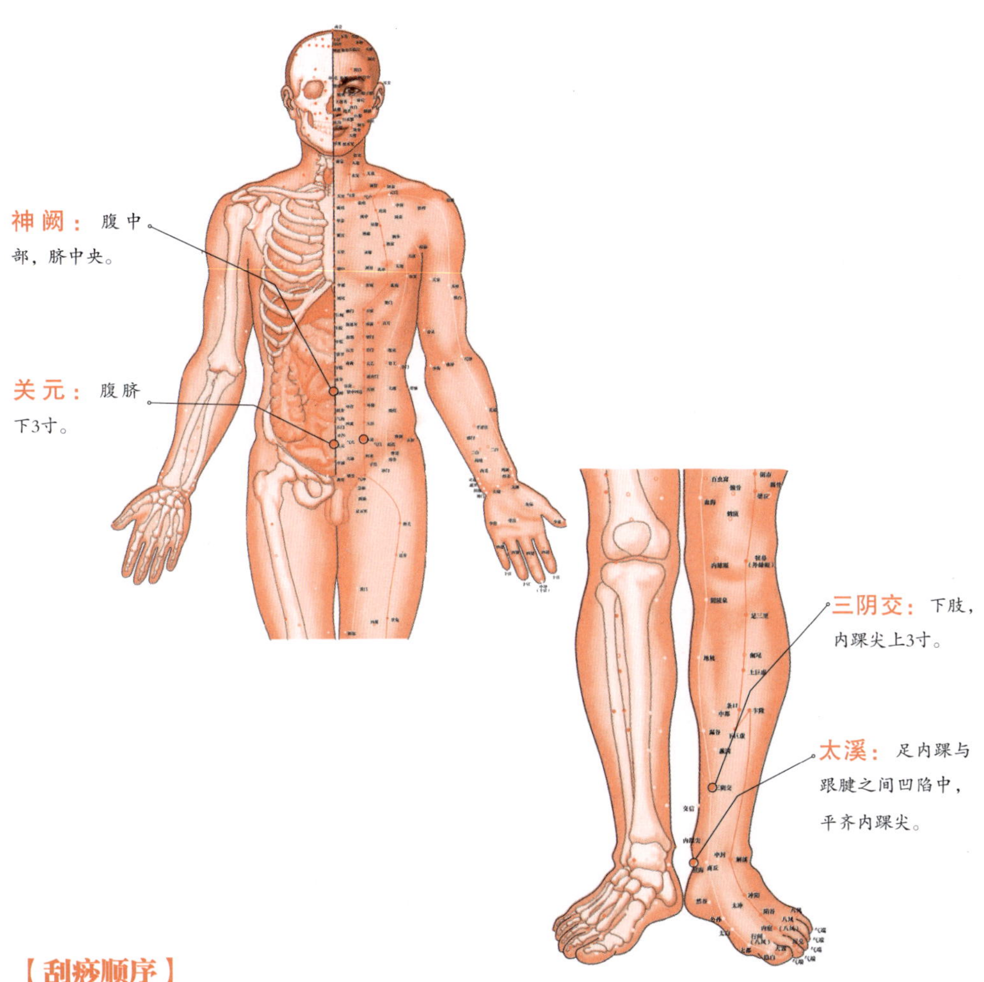

【刮痧顺序】

第一步：用面刮法刮背部的肾俞穴、八髎穴。

第二步：用面刮法刮胸腹部的神阙穴、关元穴。

第三步：用面刮法刮下肢部的三阴交穴、太溪穴。

食疗良方

三味鸡蛋汤：鸡蛋1个，去心莲子、芡实、山药各9克，冰糖适量。将莲子、芡实、山药熬成药汤，加入鸡蛋煮熟，汤内再加入冰糖即可食用。

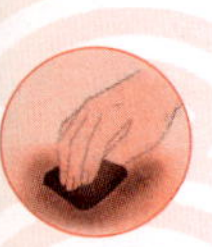

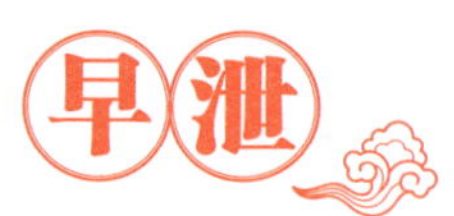

早泄

早泄是指阴茎插入阴道后，在女性尚未达到性高潮，性交时间短于2分钟，男性提早射精而出现的性交障碍。临床上将阴茎勃起未进入阴道即射精诊断为早泄，而能进入阴道进行性交，但未抽动几下就很快射精，也叫作早泄。早泄患者通常还伴有腰膝酸软、体倦乏力、头晕耳鸣、夜尿频多、白天无神、夜间无力、畏寒怕冷及神疲形瘦等症状。

【刮痧穴位】

膀胱经：肾俞

督脉：命门

任脉：关元　中极

胃经：足三里

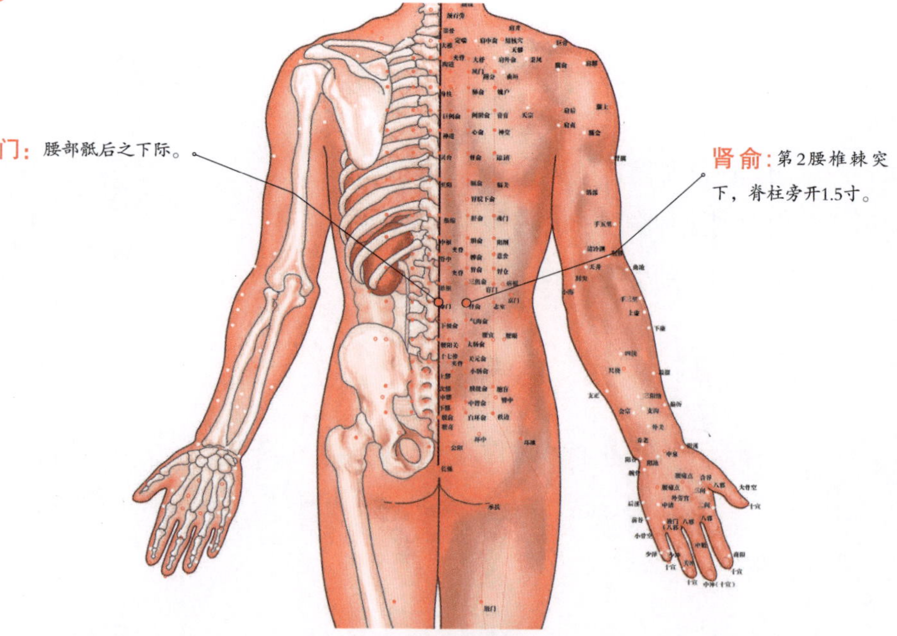

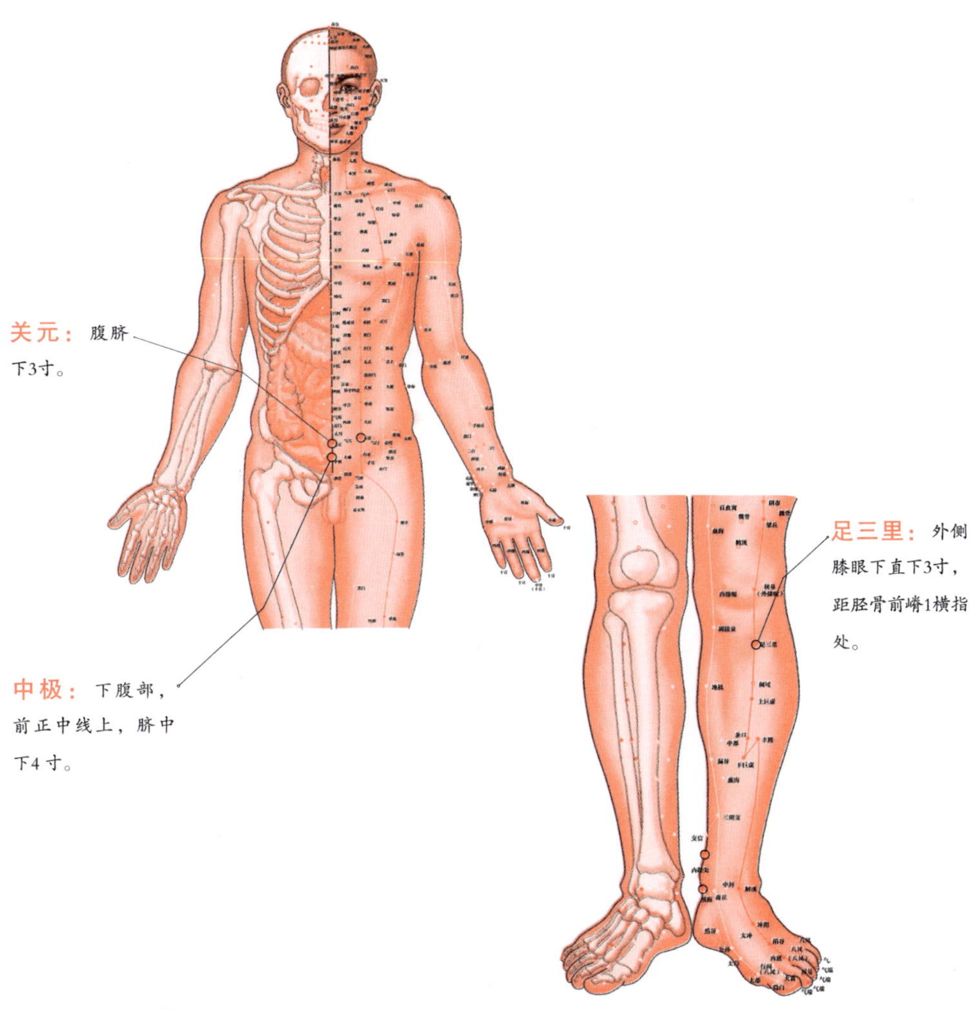

【刮痧顺序】

第一步：用面刮法刮背腰部的肾俞穴、命门穴。

第二步：用面刮法刮胸腹部的关元穴、中极穴。

第三步：用面刮法刮下肢部的足三里穴。

饮食宜忌

多食：牡蛎、胡桃肉、芡实、栗子、甲鱼、文蛤、鸽蛋、猪腰等具有补肾固精作用的食物。

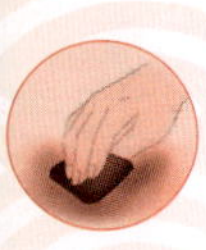

妇产科疾病

月经不调

月经不调是由于卵巢功能不正常所引起的月经周期超前或延后、行经日期紊乱、经量过多或过少的症状。如果出现月经不调，应当及时治疗，不能忽视。

【刮痧穴位】

膀胱经：肝俞　脾俞

胃经：天枢　归来

肝经：太冲

肝俞：背部，第9椎下，旁开1.5寸。

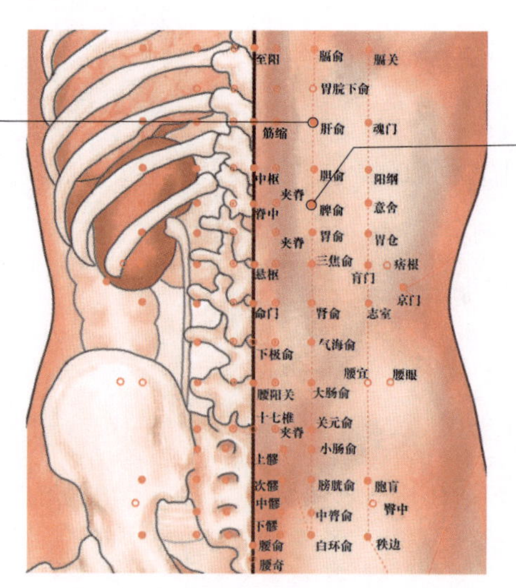

脾俞：背部，第11椎下，旁开1.5寸。

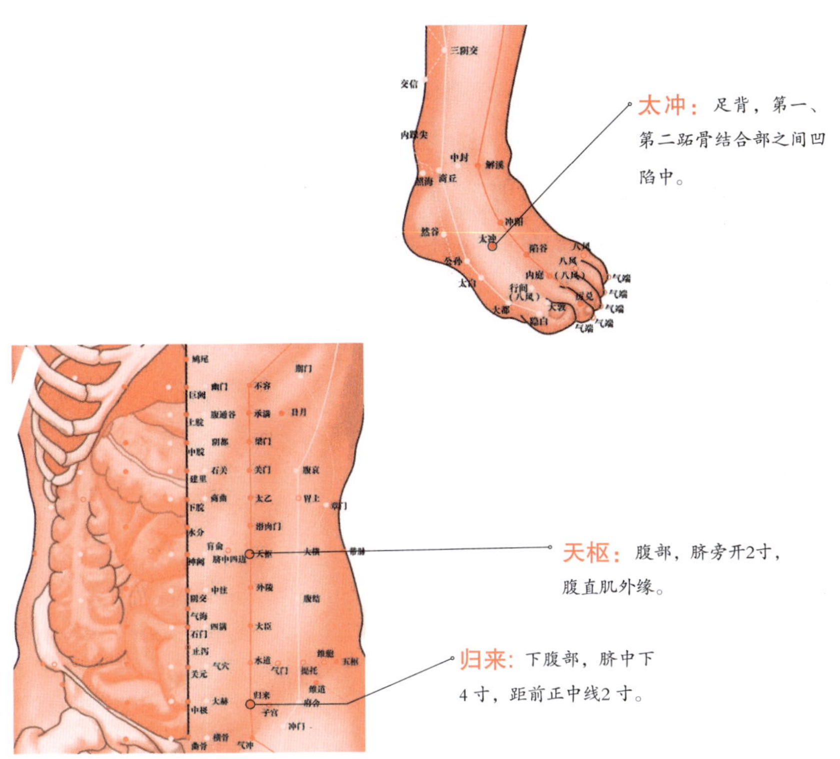

【刮痧顺序】

第一步：用面刮法刮背部的肝俞穴、脾俞穴。

第二步：用面刮法刮腹部的天枢穴、归来穴。

第三步：用点按刮法刮足部的太冲穴。

食疗良方

鸡蛋马齿苋汤：马齿苋250克，鸡蛋2个，盐适量。将马齿苋用清水洗净，鸡蛋煮熟去壳，将马齿苋、鸡蛋放入锅内一起煮5分钟，放入盐调味即可食用。每日1剂，分2次食用，吃蛋喝汤。

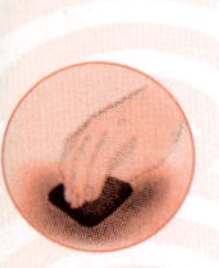

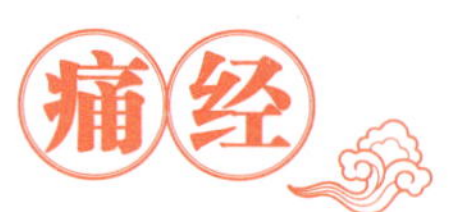

痛经

痛经是指经期前后或行经期间，下腹部痉挛性疼痛、恶心呕吐、全身不适的症状。痛经分为原发性痛经和继发性痛经两种。

【刮痧穴位】

膀胱经：肾俞

胃经：天枢　归来

肾经：太溪

肾俞：第2腰椎棘突下，脊柱旁开1.5寸。

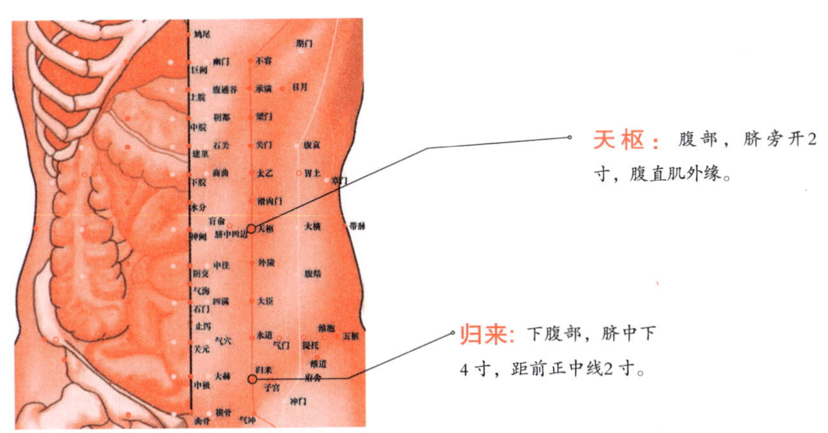

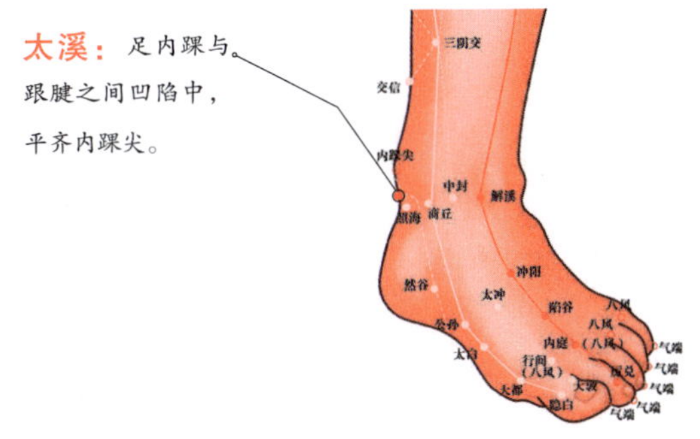

【刮痧顺序】

第一步：用面刮法刮背部的肾俞穴。

第二步：用面刮法刮腹部的天枢穴、归来穴。

第三步：用面刮法刮上肢的太溪穴。

食疗良方

豆豉羊肉汤：豆豉50克，羊肉100克，生姜15克，盐适量。将羊肉用清水洗净，切成块。将豆豉、羊肉、生姜同放入沙锅煮至熟烂，加盐调味即可。每次月经前1周开始服用，连服1周。

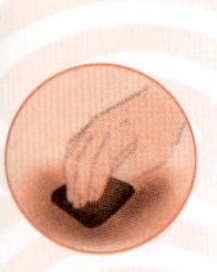

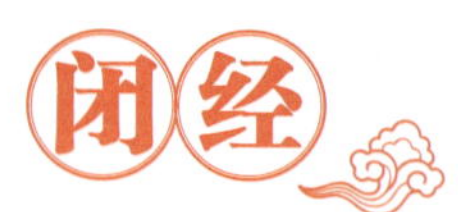

闭经

闭经是指女子年满18 岁，而月经尚未初潮，或已来月经又中断达3 个月以上的月经病。气血亏虚者月经来潮后易关闭，并伴有头晕耳鸣、腰膝酸软；阴虚内热者月经量会逐渐变少，最后闭经，并伴有五心烦热、潮热盗汗；气滞血瘀者易闭经，还会伴有胸胁、小腹的胀痛。

【刮痧穴位】

膀胱经：肝俞　肾俞

任脉：神阙　中极

肝经：太冲　行间

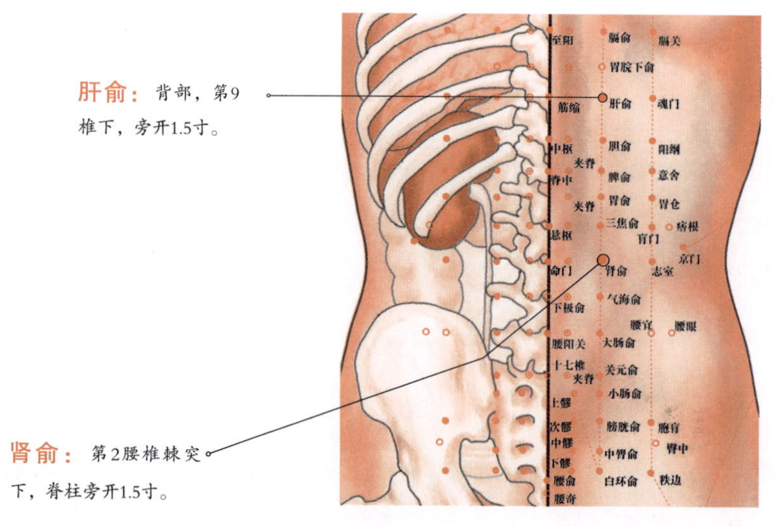

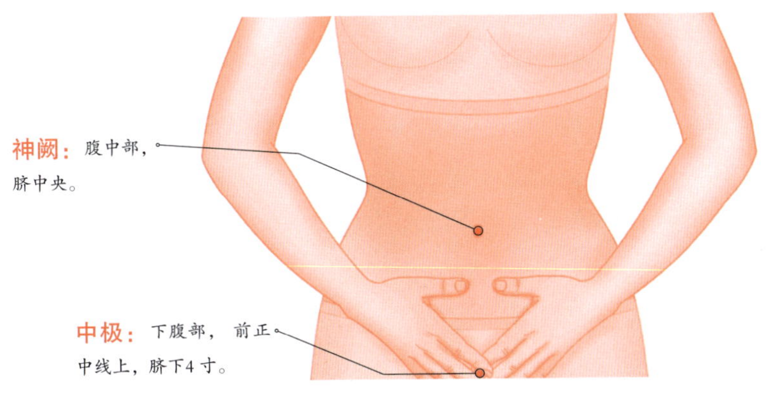

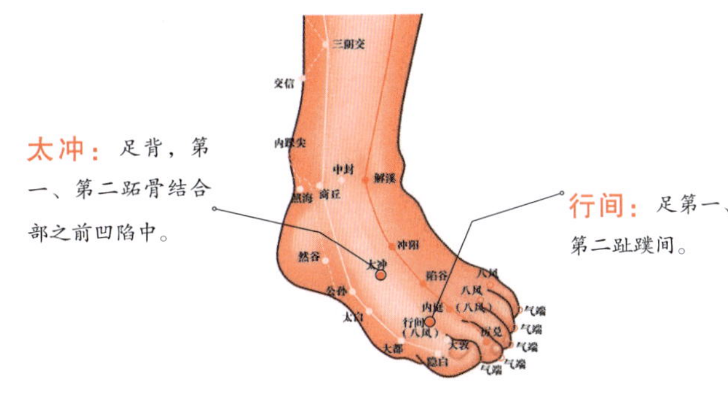

【刮痧顺序】

第一步： 用面刮法刮背部的肝俞穴、肾俞穴。

第二步： 用面刮法刮腹部的神阙穴、中极穴。

第三步： 用面刮法及点按法刮足部的太冲穴、行间穴。

饮食宜忌

宜食： 肉类、禽蛋类、牛奶以及新鲜蔬菜。

忌食： 辛辣、刺激性食品。

食疗良方

木耳核桃糖： 黑木耳120克，胡桃仁120克，红糖200克，黄酒适量。将黑木耳、胡桃仁碾成末，加入红糖和黄酒拌匀，用瓷罐装封。每次服30克，每日2次。

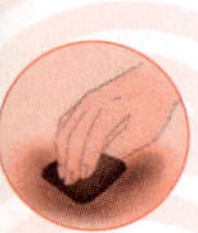

更年期综合征

更年期综合征是由雌激素水平下降而引起的一系列症状。更年期妇女由于卵巢功能减退，垂体功能亢进，分泌过多的促性腺激素，引起植物神经功能紊乱，从而出现一系列程度不同的症状，如月经变化、面色潮红、心悸、失眠、乏力、抑郁、多虑、情绪不稳定、易激动、注意力难以集中等，称为更年期综合征。

减少高胆固醇、高饱和脂肪酸和高营养类食物的摄入。

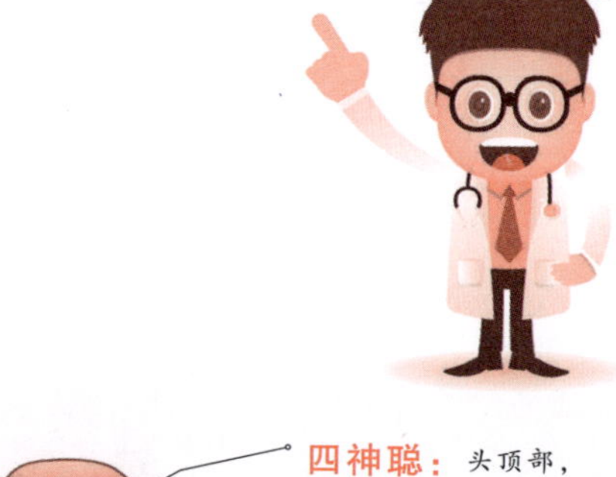

【刮痧穴位】

经外：四神聪

膀胱经：肾俞

任脉：膻中　气海

胃经：天枢　足三里

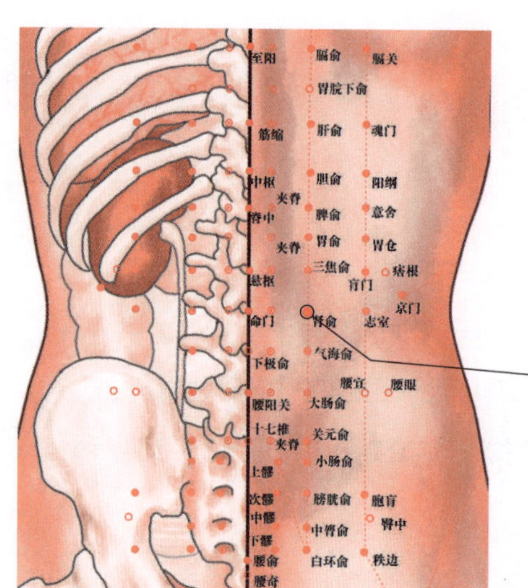

肾俞： 第2腰椎棘突下，脊柱旁开1.5寸。

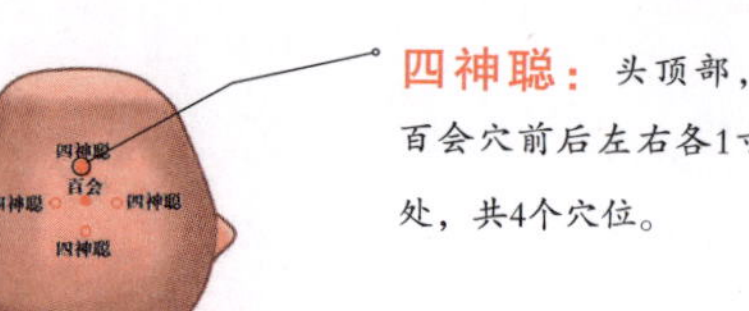

四神聪： 头顶部，百会穴前后左右各1寸处，共4个穴位。

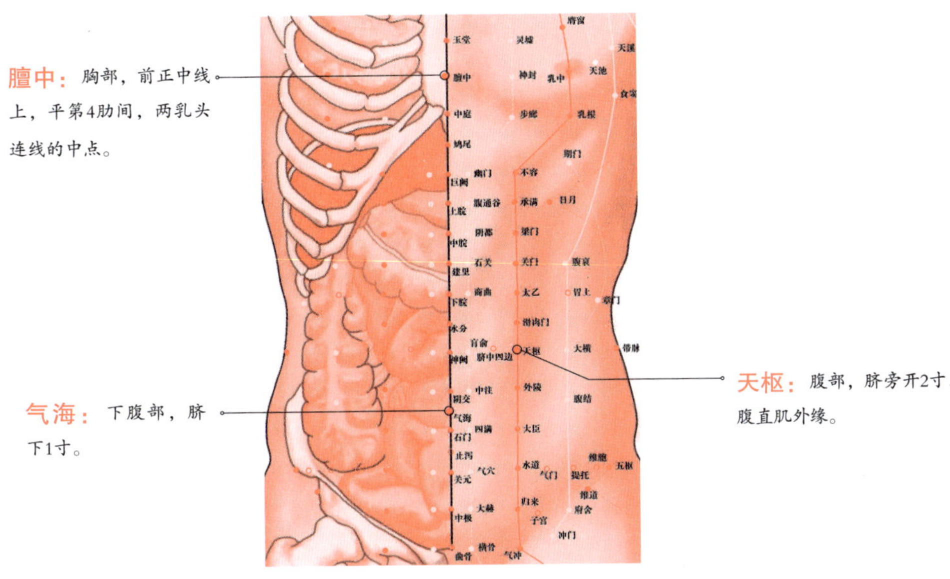

足三里：外侧膝眼下，直下3寸，距胫骨前嵴1横指处。

【刮痧顺序】

第一步：用面刮法刮头部的四神聪穴。

第二步：用面刮法刮背部的肾俞穴。

第三步：用角刮法刮腹部的膻中穴，并用面刮法刮天枢穴、气海穴。

第四步：用面刮法刮下肢的足三里穴。

食疗良方

韭菜炒鸡肉：韭菜300克，鸡肉100克，猪肾60克，虾米20克，盐适量。将韭菜用清水洗净，切成小段；将鸡肉、猪肾洗净，切片；虾米洗净备用。在锅中加油，放入以上材料一起炒熟，调味即可。可佐餐食用。

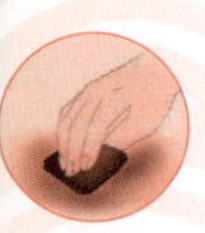

乳腺炎

乳腺炎是由细菌感染所致的急性乳房炎症，常在短期内形成脓肿，多由金葡球菌或链球菌沿淋巴管入侵所致。多见于产后2 ～ 6周的哺乳妇女，尤其是初产妇。病菌一般从乳头破口或皲裂处侵入，也可直接侵入引起感染。本病虽然有特效治疗方法，但发病后痛苦，乳腺组织被破坏会引起乳房变形，影响哺乳。

【刮痧穴位】

膀胱经：肝俞　脾俞　肾俞

任脉：中脘

胃经：天枢

肝经：行间

中医认为，急性乳腺炎是因内有蕴热、热毒壅结造成的。因此，在饮食上要少吃热性食物，防止助火生疮，少吃葱、姜、蒜等刺激性的食物。

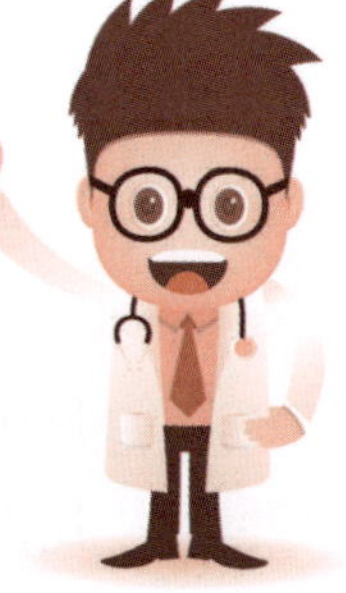

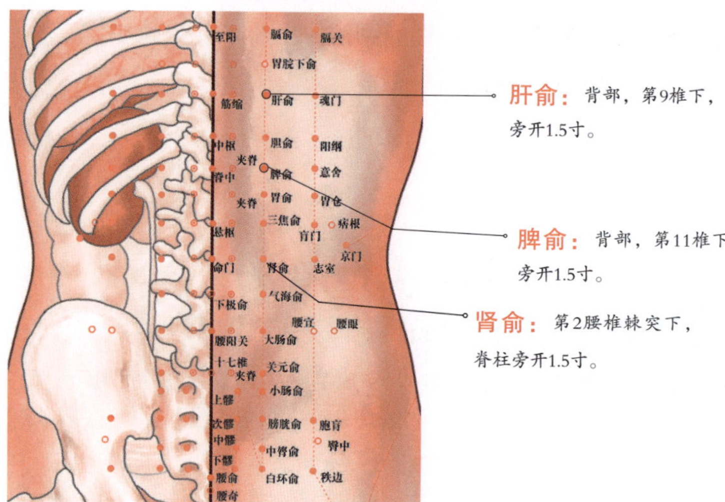

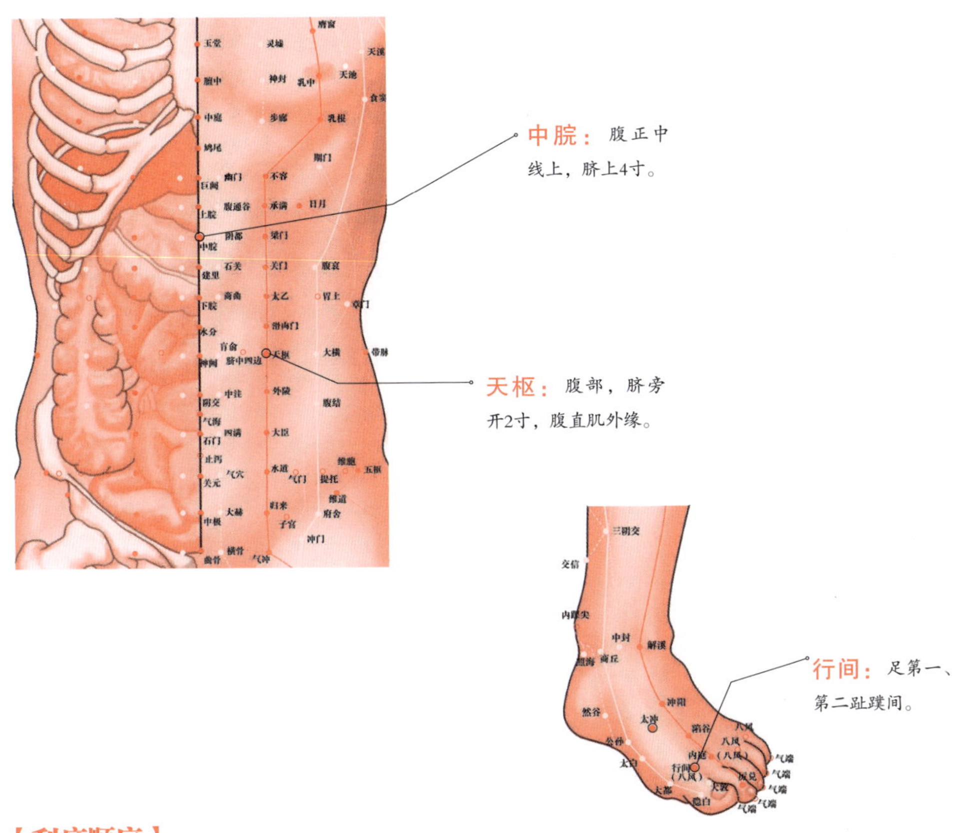

【刮痧顺序】

第一步：用面刮法刮背部的肝俞穴、脾俞穴、胃俞穴。

第二步：用面刮法刮胸部的中脘穴、天枢穴。

第三步：用面刮法刮足部的行间穴。

食疗良方

补血乌鸡汤：乌鸡1只，当归25克，黄耆25克，盐适量。将乌鸡剁成块，放入沸水氽烫，待3分钟后捞起，冲净，沥水。将当归、黄耆分别洗净备用。将乌鸡、当归和黄耆一起放入锅内，加 6 碗水，以大火煮开，转小火续炖25分钟。待乌鸡肉烂熟时关火，加盐调味即可。

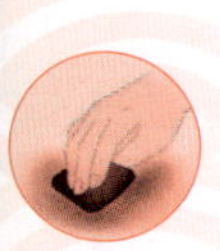

产后缺乳

产后乳汁少或完全无乳，称为缺乳。乳汁的分泌与乳母的精神、情绪、营养状况、休息和劳动状况都有关系。任何精神上的刺激如忧虑、惊恐、烦恼、悲伤都会导致乳汁分泌的减少。乳汁过少可能是由乳腺发育较差、产后出血过多或情绪欠佳等因素引起的，或因乳汁不能畅流所致，感染、腹泻、便溏等也可使乳汁缺少。

【刮痧穴位】

膀胱经：脾俞

任脉：膻中

胃经：乳根

肝经：期门

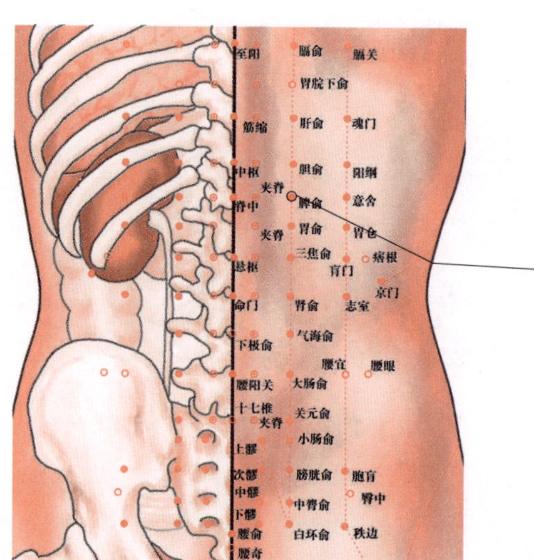

脾俞：背部，第11椎下，旁开1.5寸。

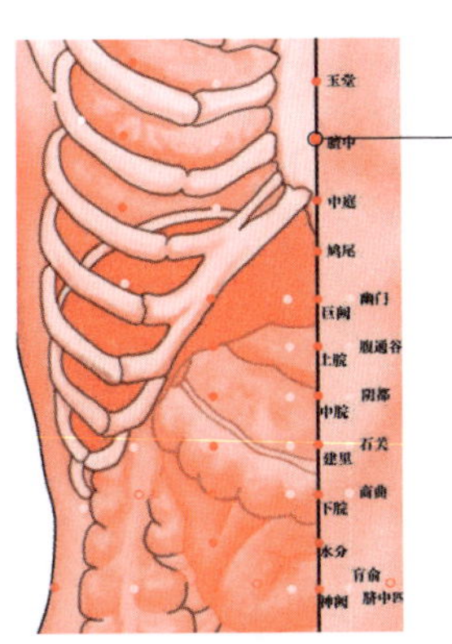

膻中： 胸部，前正中线上，平第4肋间，两乳头连线的中点。

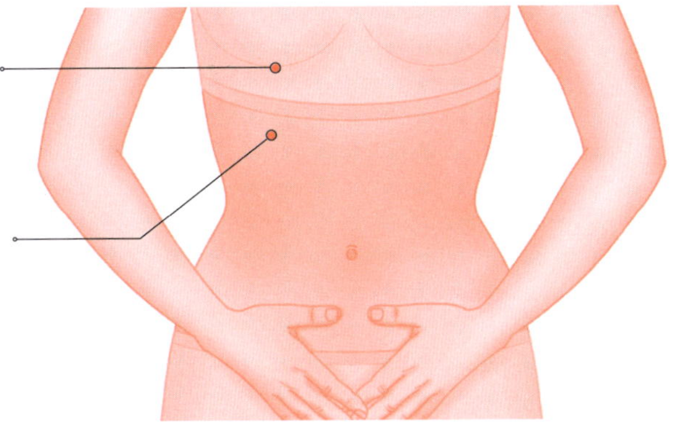

乳根： 胸部，乳头直下，乳房根部，第5肋间隙，距前正中线4寸处。

期门： 乳中线上，乳头下二肋。

【刮痧顺序】

第一步： 用面刮法刮背部的脾俞穴。

第二步： 用面刮法刮胸部的膻中穴、乳根穴、期门穴。

食疗良方

黑芝麻粥： 黑芝麻25克，大米适量。将黑芝麻碾碎，放入锅内，加入淘洗干净的大米，加适量水煮粥。每日2～3次，或经常佐餐食用。